常见病的治疗与调养丛书

皮肤病的治疗与调养

上海科学技术文献出版社
Shanghai Scientific and Technological Literature Press

大字本

三分治 七分养

图书在版编目(CIP)数据

皮肤病的治疗与调养／黄力编.—上海：上海科学技术文献出版社,2018

ISBN 978－7－5439－7645－0

Ⅰ.①皮…　Ⅱ.①黄…　Ⅲ.①皮肤病–防治　Ⅳ.①R751

中国版本图书馆 CIP 数据核字(2018)第 125743 号

组稿编辑:张　树
责任编辑:苏密娅

皮肤病的治疗与调养

黄　力　编

*

上海科学技术文献出版社出版发行

(上海市长乐路 746 号　邮政编码 200040)

全 国 新 华 书 店 经 销

四川省南方印务有限公司印刷

*

开本 700×1000　1/16　印张 18.25　字数 365 000

2018 年 7 月第 1 版　　2018 年 7 月第 1 次印刷

ISBN 978－7－5439－7645－0

定价:45.00 元

http://www.sstlp.com

目 录

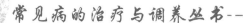

各种皮肤病的养护、保健与治疗　15

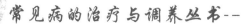

皮肤病的治疗与调养

皮肤病的治疗与调养

皮肤病的治疗与调养

皮肤病的治疗与调养

皮肤病的治疗与调养

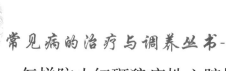

皮肤病患者的调养与中药诊疗　　129

皮肤病患者的饮食调养　165

皮肤病的治疗与调养

认识皮肤及皮肤病

从重量及面积的角度看，皮肤是人体最大面积的器官，其厚度为0.5~4毫米，面积为1.5~2平方米，重量占体重的15%~16%。

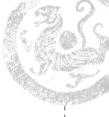

认识皮肤

皮肤的厚度、面积与重量分别是多少

从重量及面积的角度看，皮肤是人体最大面积的器官，其厚度为 0.5 ~ 4 毫米，面积为 1.5 ~ 2 平方米，重量占体重的 15% ~ 16%。

皮肤是怎样一种构造

总的来说，皮肤是由表皮、真皮、皮下组织及附属器官组成。表皮一般可以分为 4 层，即基底层、棘细胞层、颗粒层及角质层。在某些特殊部位（如掌跖部位），角质层下方还可见到透明层。

其中真皮由纤维、基质和细胞构成，主要为结缔组织，还包括其他组织，如神经和神经

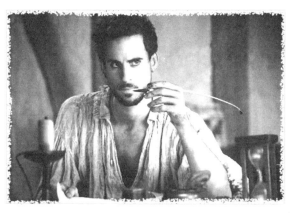

末梢、血管、淋巴管、肌肉等。接近于表皮的真皮乳头称为乳头层,又称真皮浅层;其下面称为网状层,又称真皮深层;两者没有严格的界限。

皮下组织又称皮下脂肪膜或脂膜,有防止散热、储备能量和抵御外来机械性冲击的功能。结缔组织纤维由真皮下部延续开来,但较为疏松,而且充满脂肪细胞,其他结构与真皮类似。年龄、性别、部位及营养状态等因素决定了皮下组织的厚度。

皮肤有哪些附属器官

皮肤附属器官包括毛发、毛囊、汗腺、皮脂腺、指(趾)甲等。

皮肤的主要功能是什么

皮肤主要承担着保护身体、排汗、感觉冷热和压力的功能。皮肤覆盖全身,它使体内各种组织和器官免受物理性、机械性、化学性和病原微生物性的侵袭。

皮肤的保护功能体现在哪里

皮肤覆盖体表,表皮细胞紧密相连,其中的角质层具有抗摩擦、防止体液外渗和化学物质内侵的作用。真皮中含有大量的胶原纤维和弹力纤维,既坚韧又柔软,具有一定的弹性,即使受到摩擦或牵拉作用时,仍能够保持完整,外力作用后可自行恢复。皮下组织含有大量的脂肪细胞,对外来冲击能起到缓冲作用。皮脂腺分泌的皮脂和汗腺分泌的汗液混合形成弱酸性的皮脂膜,依附在皮肤表面,不仅能阻止细菌、真菌侵入,还可防止皮肤干裂,滋润毛发。汗液可中和化学物的酸碱度,保护皮肤。

皮肤的感觉功能体现在哪里

皮肤内含有丰富的感觉神经末梢,可感知并传导触觉、痛觉、冷觉、温觉、压觉这五种基本感觉,以及形体、潮湿、干燥、软硬等各种复合感觉。

皮肤调节体温的功能体现在哪里

气温较高时,皮肤中毛细血管网大量开放,体表血流量增加,可快速散热,使体温不致过高;另外,高温时皮肤大量排汗,汗液蒸发也可带走部分热量,降低体温。气温较低时,皮肤毛细血管网部分关闭,体表血流量减少,散热减缓,保持体温。

皮肤的排泄功能体现在哪里

皮肤通过出汗,排泄体内代谢所产生的废物和毒素,如尿酸、尿素等。

皮肤的吸收功能体现在哪里

皮肤能够有选择地吸收外界营养物质，有三条途径：营养物质透过角质层细胞膜，进入角质细胞；少量大分子及水溶性物质通过毛孔、汗孔被吸收；少量营养物质通过表面细胞间隙渗入真皮。

皮肤的新陈代谢功能体现在哪里

皮肤细胞有分裂增殖、更新代谢的能力，不仅能够保持自身的弹性与润泽，还可以储备糖和水分，为整个机体活动提供能量。

人类的皮肤分哪几种颜色

因人种、年龄及部位不同，皮肤有白、黄、红、棕、黑几种颜色。

皮肤分哪些性质

总的来说，皮肤按其性质可分干性（又可分为缺油性与缺水性）、中性、油性、混合性及敏感性几种类型。每种类型的皮肤特点如下：

干性皮肤的特点是什么

干性皮肤水分、油分均不正常，干燥、粗糙，缺乏弹性，皮肤的 pH 值不正常，毛孔细小，脸部皮肤较薄，易敏感。面部肌肤暗沉、没有光泽，易破裂、起皮屑、长斑，不易上妆。但外观比较干净，皮丘平坦，皮沟呈直线走向，浅、乱而广。皮肤松弛、容易产生皱纹和老化现象。

中性皮肤的特点是什么

中性皮肤的特点是，水分、油分适中，皮肤酸碱度适中，皮肤光滑细嫩柔软，富有弹性，红润而有光泽，毛孔细小，无任何瑕疵，纹路排列整齐，皮沟纵横走向，是最理想、漂亮的皮肤。中性皮肤多数出现在青少年人群中，通常以 10 岁以下发育前的少女为多。年纪轻的人尤其青春期过后仍保持中性皮肤的很少。这种皮肤一般盛夏季节易偏油，冬季易偏干。

油性皮肤的特点是什么

油性皮肤的特点是，油脂分泌旺盛、T 部位油光明显、毛孔粗大、触摸有黑头、皮质厚硬不光滑、皮纹较深；外观暗黄、肤色较深、皮肤偏碱性，弹性较好，不容易起皱纹和衰老，对外界刺激不敏感。皮肤易吸收紫外线，并容易变黑，易脱妆，易生粉刺、暗疮。

混合性皮肤的特点是什么

混合性皮肤，是一种可呈现出两种或两种以上外观的皮肤（同时具有油性和干性皮肤的特征）。多表现为 T 区部位容易出油，而其余部分则保持干燥，并时有粉刺发生，男性 80% 都是混合性皮肤。混合性皮肤多见于 20~35 岁。

皮肤病的治疗与调养

敏感性皮肤的特点是什么

其特点主要是皮肤比较敏感,皮脂膜薄,皮肤自身保护能力较弱,皮肤易出现红、肿、刺、痒、痛和脱皮、脱水等现象。

皮肤的更新周期是多久

健康的肌肤每 28 天就会完成一个更新周期。期间会不断地脱去死皮,让内层的新生及青春细胞露出表层,使容颜保持健康动人、容光焕发的美态。不过,皮肤的更新周期会因为年龄增长或经常曝露于对皮肤不利的恶劣环境中而大大减缓,而致使皮肤留下了过量久未清理的死皮。如此一来,皮肤就开始变得粗糙,肤色变得暗淡无光,其他更复杂的皮肤问题也将一一出现。

了解皮肤病

什么是皮肤病

皮肤病是皮肤（包括毛发和指、趾甲）受到内外因素的影响后，其形态、结构和功能均发生了变化，产生病理过程，并相应地产生各种临床症状表现。

皮肤病分哪几大类

根据统计，目前已发现的皮肤病有 1000 多种，大致可分为以下几大类：

（1）真菌性皮肤病：常见有手癣、足癣、体癣、股癣及甲癣（灰指甲）等。

（2）细菌性皮肤病：常见的有麻风及丹毒等。

（3）病毒性皮肤病：常见的有水痘、扁平疣及疱疹等。

（4）节肢动物引起的皮肤病：如疥疮等。

（5）性传播皮肤病：如梅毒、淋病及尖锐湿疣等。

（6）过敏性皮肤病：常见有湿疹、荨麻疹、接触性皮炎及多形性红斑等。

（7）药物反应性皮肤病：如服用磺胺、肌内注射青霉素过敏等。

（8）物理性皮肤病：常见的有晒斑、鸡眼及多形性日光疹等。

（9）神经功能障碍性皮肤病：常见有瘙痒症、神经性皮炎及寄生虫妄想症等。

（10）红斑丘疹鳞屑性皮肤病：常见有银屑病、单纯糠疹、玫瑰糠疹等。

（11）结缔组织疾病：常见的有红斑狼疮、硬皮病及皮肌炎等。

（12）疱性皮肤病：常见的有天疱疹、类天疱疹及掌跖脓疱病等。

（13）色素障碍性皮肤病：常见的有黄褐斑、白癜风等。

（14）角化性皮肤病：常见的有毛发红糠疹等。

（15）皮脂、汗腺类皮肤病：常见的有痤疮、酒糟鼻及臭汗症等。

皮肤病是怎样形成的

皮肤病是皮肤（包括其附属器官）受到内外因素的影响后，其形态、结构和功能均发生了变化，并随之产生各种临床症状，可分为感染性（病原体侵入皮肤引起）和非感染性（非病原体侵入皮肤引起）两大类。多数皮肤病患者的病情较轻，并不危害健康；但少数病情严重者，甚至可以危及生命。诊断皮肤病时，辨认皮疹最为关键，同时需要配合进行一些特殊检查，如斑贴试验、真菌检查、组织病理学检查和其他化验检查等,以确定病因和治疗方案。

皮肤病都是由哪些因素造成的

造成皮肤病的原因虽然很多,但归纳起来主要由以下因素:年龄、性别、种族、气候与季节、职业、病灶、个人卫生、社会环境、地理位置等。

皮肤病和年龄有什么关系

皮肤病和年龄有非常密切的关系,如新生儿时期可发生新生儿硬肿病及新生儿剥脱性皮炎等;婴儿时期可发生婴儿湿疹、大疱性表皮松解症等;幼儿时期可发生特应性皮炎、面部单纯糠疹等;青春期容易发生寻常痤疮、脂溢性皮炎等疾病;中年及老年容易发生各种角化性皮肤病、皮肤瘙痒症、天疱疮、大疱性类天疱疮、皮肤癌及带状疱疹后遗神经痛等。

皮肤病与性别有什么关系

皮肤病的发病与性别有一定的关系,如系统性红斑狼疮、结节性红斑及局限性硬皮病就是以女性为多见,而雄激素源性脱发则以男性为多见。

皮肤病与种族有什么关系

种族不同,其遗传基因、体质状况、对某些疾病的反应也完全不同。由于白种人皮肤中色素含量少,因此皮肤癌发生率比较高;黑种人银屑病的发病率则比较低。此外,由于不同民族有不同的饮食习惯,因此与皮肤病的发生有很大的关系。

皮肤病与气候和季节有什么关系

有些皮肤病的发生与季节有关，如多数银屑病、湿疹多在冬季加重；多形红斑及玫瑰糠疹则易发生在春秋两季；而痱子多发生在夏季；而冻疮多由冬季寒冷且潮湿的气候所引起。

皮肤病与职业有什么关系

很多皮肤病患者的患病原因与其当前或曾经所从事的职业有关，如化工厂的工人易患化学物接触性皮炎；演员易患油彩接触性皮炎等。

皮肤病与病灶有什么关系

多数皮肤病的发病与感染病灶有关，如在患龋病、扁桃体炎、中耳炎、肠道寄生虫病等的同时，染上皮肤病的病例屡见不鲜。

皮肤病与个人卫生有什么关系

生活中，讲究个人卫生者，是不容易被传染上虱子或疥疮的；但同时提醒，也不可因担心患皮肤病而过度用热肥皂水擦洗身体，否则皮肤容易干燥、瘙痒或皲裂。

导致皮肤病的社会环境因素有哪些

有些皮肤病的传播与社会因素密切相关，包括患者的生活条件、经济状况、营养状况及社会医疗体系的完善程度等。

地理位置为什么可导致皮肤病

某些皮肤病只发生于某些地区，这与当地的气候、水土、植物等因素有关。因此，了解患者曾在何地居住或某地停留，对于皮肤病的诊断十分重要。

皮肤病是否会传染

皮肤病有无传染性，是很多皮肤病患者、家属、亲友及社会大众都十分关心的问题。其实传染性皮肤病，只占皮肤病种类的一小部分。具有传染性的皮肤病主要有：麻疹、单纯疱疹、水痘、生殖器疱疹、皮肤型黑热病、卡波水痘样疹、传染性单核细胞增多症、天花、B病毒病、传染性软疣、寻常疣、扁平疣、非典型麻疹综合征、手足口病、呼吸道合胞病毒感染、口蹄疫、传染性红斑、幼儿急疹、性病性淋巴肉芽肿、鹦鹉热、斑疹伤寒、脓疱疮、猩红热、淋病、非淋菌性尿道炎、沙漠疮、麻风、皮肤

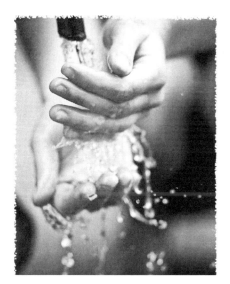

结核、鼻疽、布鲁菌病、鼠疫、软下疳、炭疽、皮肤白喉、红癣、头癣、手足癣、甲癣、体癣、股癣、梅毒、艾滋病、雅司－品他病、滴虫病、阴虱、疥疮等。

皮肤病的传染途径有哪些

皮肤病的传染方式分直接接触传染和间接接触传染两种方式。直接接触传染：是通过直接接触患者或患病动物的皮肤、血液、体液和分泌物（如痰液、粪便、唾液、尿液、渗出液等）而造成传染；间接接触传染：是通过患者污染过的用具（如餐具、衣帽、被褥、洗漱用品、鞋帽、毛巾等）而传染。但并非接触后就一定会被传染，这是因为人体具有一定免疫力，只有当免疫力下降时，如在体弱、慢性疾病期、长期使用免疫抑制剂及激素、肿瘤等条件下，被传染的机会则会大大增加。

各种皮肤病的
养护、保健与治疗

本章主要介绍患有银屑病、白癜风、痤疮、荨麻疹、鱼鳞病、湿疹、皮炎和红斑狼疮等皮肤病的养护，保健和治疗。

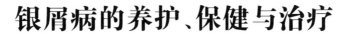

银屑病的养护、保健与治疗

什么是银屑病

银屑病是一种状如松皮、形如疹疥、抓挠可起白皮的鳞屑性皮肤病。皮疹处经过抓挠后，会脱落白色糠秕状鳞屑，鳞屑抓脱处基底部有点滴状出血，如同被匕首刺伤，是一种常见、易于复发的慢性炎症皮肤病。

银屑病的发病特点是什么

银屑病在我国的总患病率约为0.123%，男性患病率高于女性，城市患病率高于农村，北方患病率高于南方。一般说来，银屑病在白种人中发病较多，其次为黄种人，黑种人发病较少。在年龄方面，以青壮年患者为多，其中21～30岁的患者约占全部患者58.6%。银屑病发病率高，易复发，病程较长，尤以侵袭青壮年为主，对患者的身体健康和精神影响很大，是当前皮肤科领域研究的重点之一。

银屑病分哪几种类型

根据临床表现，银屑病常分为以下四种类型，即：寻常型、脓疱型、关节病型、红皮病型。各自的症状如下：

（1）寻常型：基本损害为红色丘疹或斑片上覆有多层银白色鳞屑，将鳞屑刮除后，其下有发亮薄膜，再抓之有点状出血，常可融合成片，边缘明显，根据皮损形态有点滴状、钱币状、盘状、地图状等，根据皮损活动情况分进行期、静止期，退行期。此型也是临床最常见的一型，好发部位以四肢伸面，头部，背部较多，早期有明显季节关系，秋冬季节复发，春天严重，夏天减轻，但久病后皮损不退，与季节关系即不明显。

（2）脓疱型：在寻常型基础上，出现多数小脓疱，多发生于手掌足跖，严重的可波及全身，细菌培养阴性。

（3）关节型：常与寻常型或脓疱型同时发生，大小关节可以同时发病，特别是指关节易发病。关节症状的轻重随皮损的轻重而变化。

（4）红皮病型：皮肤弥漫性发红、干燥，覆以薄鳞屑，有正常皮岛，有银屑病皮损特征。组织病理：典型组织病理现象为角化不全，伴角化过度，在疏松的角化不全细胞间夹杂着空气间隙，以致临床上鳞屑呈银白色，细胞有丝分裂活性增加，总的有丝分裂速率增加 10 倍，皮肤的正常代谢周期为 28 天左右，此病皮损可缩短到 4～7 天。

银屑病与牛皮癣是否是一回事

一说起"牛皮癣"，有人认为是银屑病，有人则认为是神经性皮炎。有些专家认为，不能把牛皮癣盲目地与以上两种疾病画等号，这是因为中医、西医均有"牛皮癣"一词，但两者所指的并不是同一种疾病，不能混为一谈。如果患者被诊断为牛皮癣，应详细询问此病症在中医或西医中的确切名称，以免误治。

中医学所指的牛皮癣，又称为"摄领疮""顽癣"，是一种状如牛皮、厚而且硬、好发于颈部的皮肤病，相当于西医中的神经性皮炎。西医所称的牛皮癣，又称银屑病，是以片状红斑、层层鳞屑、脱屑如松皮为特点，故中医学称之为"松皮癣"，又有干癣、蛇虱等病名。

两者的病因及发病机制也不相同。中医学理论认为，牛皮癣（神经性皮炎）是由于风湿热邪阻滞肌肤，引起气血阻滞，或由于衣领摩擦所致；而银屑病是由于营血亏损、生风生燥、肌肤失养而形成。西医理论认为，牛皮癣（银屑病）的发病与遗传、病毒及细菌感染、精神、饮食、外伤、代谢等因素有关；而神经性皮炎属于神经功能障碍性皮肤病，是由于精神紧张、内分泌失调、消化不良及进食辛辣或海鲜等原因引起的。由于这两种疾病的病因、发病机制、临床表现均不相同，治疗方案及预后也有很大区别。因此，一定要明确究竟是患有哪种疾病，再对症治疗。

银屑病的发病原因有哪些

（1）感染。可在病毒或细菌感染之后发病。病毒感染可能由天花类病毒（主要为牛痘病毒）所导致。细菌毒素感染可引发身体的变态反应而发生银屑病，以儿童扁桃体和上呼吸道感染最为常见。

（2）遗传。部分患者有明显的家族性患病趋势，是由多种因素决定的遗传性疾病。

（3）精神、神经障碍。精神过度紧张或疲劳、恐惧、失眠、争吵等，以及神经创伤（如脑震荡）后，可诱发此病。

（4）内分泌失调。女性患者的病情与月经和妊娠有关，多数患者在月经期、妊娠期病情可得到改善，分娩后又有复发或加重的可能。

（5）代谢障碍。可能与糖和酶的代谢障碍有关。

（6）外伤。外伤之后发生银屑病皮损的现象很常见，如碰伤、注射、接种、虫咬、灼伤、抓挠等均可引起。有时第一个皮损可能于手术部位或种痘瘢痕处在撕裂或摩擦伤后诱发。

（7）物理刺激。寒冷、潮湿、干燥等气候因素可能诱发银屑病，日光、紫外线的照射会影响病情，大量饮酒或食用辛辣、腥发之物也可能诱发。

（8）药物。有些药物可诱发或加重病情，如普萘洛尔（心得安）、抗疟药等。

银屑病的危害在哪里

银屑病是一种顽疾，在影响一个人的外表美的同时，还会对身体造成严重的危害。

（1）泛发性脓疱型银屑病会损害脏器，主要损害肝、肾等系统，亦可因继发感染、电解质紊乱，而危及生命。

（2）关节型银屑病会导致关节损害，易引发类风湿关节炎症状。有的患者红细胞沉降率（血沉）增快，并可伴有发热等全身症状。其病程为慢性,往往久治不愈。

（3）导致蛋白质及其他营养物质丢失,患者通常表现为乏力、倦怠、面色苍白等症状,同时易于感冒。

（4）红皮病型银屑病会导致全身损害及继发感染,若没有得到及时正确处理,极易造成死亡。

根据症状寻常型银屑病可分为哪些类型

寻常型银屑病皮肤损害的数量、大小、形态极不一致,有的患者只有一小片皮损,而且长时间变化不大;有的患者则皮损较多,甚至可能遍及全身。其类型如下:

（1）点状银屑病:也称滴状银屑病,皮损为小点状或水滴状散布于全身各处。

（2）环状银屑病:皮损中央消退成为环状或半环状。

（3）钱币状银屑病:也称盘状银屑病。皮损为圆形且中间不消退或略有凹陷。

（4）地图状银屑病:皮损面积占据躯干或肢体大部分,互相融合,边界蜿蜒如蛇形,中间似乎星罗棋布。

（5）泛发性银屑病:皮损分布范围较广,甚至波及全身。

（6）脂溢性皮炎样银屑病:皮损发生于头皮、眉和耳朵,兼有脂溢性皮炎特征。

（7）先天性银屑病:出生后即发生的银屑病。

（8）尿布银屑病:仅发生于婴儿臀部的银屑病。

（9）儿童银屑病:发生于儿童时期的银屑病,皮肤损害多为点滴状。

寻常型银屑病的主要症状是什么

寻常型银屑病是银屑病中最常见的一种类型,发病率约占银屑病总数的 90%。男女均可发病,青壮年多发。有不同程度的瘙痒,病程较长,临床治疗痊愈后仍容易复发。皮肤损害为全身性,好发于头皮及四肢伸侧,尤其是肘关节和膝关节的伸面,其次为背部等处,多呈对称分布。

急性发病时,可泛发于躯干,也可局限于四肢和头皮的某个部位。皮损初期为淡红色的斑、丘疹或斑丘疹,约针头或绿豆大小,较大的斑丘疹表面有蜡样亮光。一段时间后,颜色变为暗红,表面覆盖不明显的鳞屑,需要轻抓后才能看清楚。其后皮损逐渐扩大,可形成大小不等的斑片,此时鳞屑明显、干燥而疏松、多层而容易剥落,呈现云母状,发亮而显银白色。如将鳞屑完全刮去,可见到一层红色半透明的湿润薄膜,称为薄膜现象。刮去薄膜后,可见到分散、孤立的小出血点,像露珠或筛子,称为露滴现象。薄膜现象和露滴现象是银屑病皮肤损害的两大重要特征。

寻常型银屑病的病情发展有什么特点

(1)进行期:又称急性银屑病。发病急,自觉瘙痒。随着病情不断加重,皮损渐呈鲜红色,炎症明显,周围有红晕,抓挠后有明显的点状出血。通常情况下,皮损单个面积小,但数量较多。此时如果皮肤受到针刺、抓伤、摩擦等,受伤部位也会发生皮损,称为同形反应。

(2)稳定期:又称静止期。此时皮肤损害状况相对稳定或基本停止发展，无新皮疹出现，红晕消退，偶尔残留苍白环。稳定期一般持续时间较长。

（3）退行期：皮肤上原有的皮疹不断消退，鳞屑也变薄、变小、破损或消失。多数皮损先从周边开始消退，由原来的一大片变成许多小片或条状；也有的皮损从中间消退呈现环状或半环状。皮损消退处呈淡白色色素减退斑或深褐色色素沉着斑。

（4）慢性顽固肥厚期：多发生于慢性银屑病患者，临床上较为少见。皮肤损害常见于四肢伸侧，尤其是小腿，也可见于躯干部。皮损基底暗红，鳞屑少而薄，紧密地黏附于皮损上，不容易揭去。皮损明显肥厚，呈现皮革样或苔藓样，边界不清，互相融合成较大的斑片，若发生于小腿前侧则易误诊为慢性湿疹。有时也可合并关节损害和指（趾）甲病变，皮肤损害可顽固不退。

各种特殊型银屑病症状分别是怎样的

（1）红皮症型银屑病：又称银屑病剥脱性皮炎，多数是由于寻常型银屑病治疗不当所导致，占银屑病总数的1.5%～2%。在寻常型银屑病进行期，外用刺激性药物（如芥子气、高浓度水杨酸、汞剂、砷剂、焦馏油等）或者食用鱼、虾、酒类，均可引起红皮症型银屑病；也可由于寻常型银屑病急性扩散而形成。

（2）脓疱型银屑病：分为泛发性脓疱型银屑病和掌跖脓疱型银屑病。

前者多见于中年人。发病时就为脓疱型，发病较急，皮肤损害主要为全身性广泛的炎症性鳞屑斑,上面密集分布着针头至粟米大小的薄壁小脓疱,数量多,经常相互融合成片。脓疱反复发生,可成批或陆续出现,鳞屑也逐渐增多。

后者皮肤损害为对称性红斑,上面有针头至粟米大小的脓疱,疱壁稍厚,不易破溃,1～2周后可自行干涸,结褐色痂;脱落后出现小片鳞屑,鳞屑下有小出血点;之后又有新的脓疱形成,并向四周扩散,有的逐渐形成大的鳞屑斑,可波及整个掌、跖及指(趾)甲。

(3)关节炎型银屑病:又称银屑病性关节炎,多发于女性,占银屑病总数的 1%～2.5%。多为寻常型银屑病久治不愈所导致。除典型的银屑病皮损外,还可伴有关节病变,近似于类风湿关节炎,大小关节均受累。多数患者先患银屑病,后患关节炎,少数患者则相反。

(4)蛎壳状银屑病:多发于头皮及四肢伸侧,数量不定,常孤立存在。皮损为鳞屑堆积重叠而成的厚痂,呈灰褐色或淡黄色,尖顶或稍平,四周有红晕,基底四周有环状白色薄屑,内侧边缘翘起,外观有几个至十几个平行、微凹的深色环纹,颇似蛎壳。

银屑病的复发是否可预防

银屑病的发生及复发受多种因素影响,患者应学会研究、总结自身发病规律,寻找自身发病的原因,并在生活中有针对性地预防致病因素,就可降低复发的概率。

(1)预防感染。局部感染病灶是诱发银屑病的一个重要原因,如感冒并发的扁桃体炎、气管炎等。扁桃体反复发炎,很容易引发银屑病,此时可考虑手术切除扁桃体,尤其是青少年患者,这样可以缩短银屑病的病程,并防止其复发。

（2）消除过敏因素。这是银屑病的重要诱因之一。有些患者在食用某种食物、服用某种药物,或接触某种物质后,常发生或复发银屑病。因此在每次复发后,银屑病患者都应仔细回想近期的致敏物质,以找出发病的真正诱因,日后可尽量避免接触,就防止复发。

（3）避免受潮着凉。潮湿、寒冷可使银屑病复发或加重,多数患者易受风寒侵袭而发病,因此,应尽量避免皮肤受到强烈的冷热刺激,保持通风、干燥、温暖的居住环境。

（4）消除精神因素。过度劳累、工作不顺、家庭纠纷、亲人亡故等因素,可使患者精神过度紧张、情绪抑郁,导致内分泌紊乱、免疫功能下降,从而引发或加重银屑病。因此,患者平时要注意劳逸结合,保证充足睡眠;遇到突发事件时,应尽量控制情绪,保持心情平静,必要时可适量服用镇静剂,以免诱发银屑病。

我国北方地区居民为什么更要注意预防银屑病

我国北方是银屑病的高发区域,据统计,长江以南银屑病发病率仅占总发病率的 13.2%,这是由于银屑病的发病与环境气候、饮食习惯等因素密切相关。

（1）由饮食引发。北方人普遍喜喝酒吃肉,有爱吃油炸、辛辣食物的习惯。这类食物进入人体,经过胃肠消化、吸收,产生的有害物质比清淡食物多几十倍,虽然大部分有害物质随粪便、汗液排出体外,但仍有一些被人体吸收,进入血液,污染体内环境,容易引发银屑病。而南方人饮食较清淡,故较少发病。

（2）气候致病。北方气候寒冷干燥,身体毛孔长期闭锁,外不能宣泄,内不能利导,导致毒素在体内滞留过多,若遇上诱因（如暴食、酗酒、情绪波动、药物刺激、风邪入侵等）,使毒素蒸发于肌肤,极易诱发银屑病。南方气候则温暖湿润,发病率较低。

（3）温差刺激。常有患者在洗澡后突感皮肤发痒,并长出小红疹,继而出现银屑病症状。这是由于洗澡时身体受到较高水温的刺激,毛细血管扩张,受阻于毛细血管的毒素蒸发于皮肤,欲随汗液排泄出去;但北方气温常较低,出浴后身体温度急速下降,毛细血管突然收缩,汗毛孔突然闭锁,毒素便聚积于皮肤,从而导致银屑病复发。南方气温通常较高,洗澡时温差较小,故不易引发此病。

银屑病患者日常应怎样养护

（1）树立信心。银屑病属于慢性疾病,治疗过程中最重要的就是对治愈充满信心,以持之以恒的态度积极配合医生的治疗,病情一般都会得到良好控制,少复发甚至不复发。

（2）避开诱因。宜多食新鲜蔬菜、水果等低脂肪食物,忌食鱼腥海鲜及辛辣刺激性食物,避免饮酒、浓茶、咖啡、可乐等可加重病情的饮料。

（3）注意卫生。床单被褥应保持清洁,及时清扫皮屑,定期更换。勤换内衣,内衣要单独清洗,并置于阳光通风处晾晒。

（4）严防感冒。银屑病的发病与免疫、代谢、内分泌等系统出现障碍有关，而感冒常作为媒介导致发病，因此一定要严防感冒。患者须特别注意日常保健，防止感染风寒，具体措施包括坚持体育锻炼，适当增加营养，适时增减衣物等。一旦患上感冒，应该及时治疗，以免诱发全身泛发性银屑病。

（5）戒酒。乙醇对神经活动有较强的兴奋与抑制作用，可直接破坏血管内皮细胞与血管外膜神经纤维中的一氧化氮原生酶，从而造成血管紧张和细胞比例的变化，导致局部供氧量下降，难以维系皮肤的正常功能。饮酒必然会使患者病情复发，或使原有的皮损加重，因此，银屑病患者必须戒酒。

（6）洗浴治疗。银屑病患者可在使用药物的同时，配合洗温泉浴辅助治疗，每周 2 次；也可用温水每日或隔日沐浴 1 次，以洗去皮屑，促进局部血液循环和新陈代谢，有利于康复。但皮肤大片潮红者应避免用热水烫洗患处，否则容易引起红皮症。

（7）注意补充蛋白质。患者皮肤上常有大量的鳞屑脱落，蛋白质损失较多，所以要注意增加蛋白质的摄入量，每天除正常饮食外，应吃 1~2 个鸡蛋，以补充失去的蛋白质。

银屑病患者为什么要注意精神调养

许多银屑病患者是由于精神因素而发病的，对于此类患者，应格外注重精神调养，保持良好的精神状态，以平和的心态顺应自然规律，进行精神调养。顺应自然，应时而动，才能保养人的正气、真气；而如果执意违背自然规律，则会使身体的内外环境难以和谐共生，身体容易遭到外邪侵扰，激生病变。

进行精神调养，首先要适时起居，才能适应四时之气，"春夏养阳，秋冬养阴"，从而调摄精神，使情志正常。否则可能出现气机悖逆、形神紊乱的症候。

除了要适应自然天时，患者还应积极地自我调节情志，以达到气血调和，养精蓄锐的目的。气血是情绪调养的关键，必须温稳调和，方能使内脏平和。"百病皆生于气"，情志方面的邪气由性格、欲望而来，如果能做到淡泊人生的名利和起落，远离不正常的物欲、情欲，则可以从情志的角度上排除致病因素，对治疗大有好处。

戒烟对银屑病有什么好处

香烟中的尼古丁有很强的毒性，对神经系统及肺、胃、肝脏、肠道等均有不同程度的损害，其中对肺部的损害最大。因此，吸烟可直接导致呼吸道感染，引发各种炎症，成为银屑病发病和复发的主要诱因之一。

调查表明，在银屑病患者中，约有 37％的人吸烟；而其他皮肤病患者吸烟人数的比例则相对较低。还有研究发现，每天吸烟20支以上的银屑病患者与吸 10 支烟或更少的银屑病患者相比，前者病情的严重程度恰好是后者的 2 倍。专家认为，吸烟会对人体免疫系统造成不良影响，与银屑病的发病、复发频率及严重程度有密切的关系。在女性患者中，吸烟与银屑病病情严重程度之间的关系更为明显。所以，有吸烟习惯的银屑病患者应当尽快戒烟，以使治疗的进展更为顺利。

银屑病患者在运动时要注意哪些问题

银屑病患者的血液黏滞度一般较高，血液流动缓慢，皮肤细胞代谢出的毒素通过血液循环排泄的速度明显减缓，易使毒素蓄积在皮下，造成微循环障碍，刺激皮肤而发生银屑病。中医理论认为，适度运动可提高患者肺部摄取氧气的能力，促进血液循环，还可减少血清胆固醇含量，增强机体的免疫功能。根据银屑病的不同阶段，有针对性地进行运动和休息，一方面可以增强体质，提高机体的抗病能力；另一方面可以把体内毒素通过汗腺排出体外，减轻病情，缩短治愈的时间，有利于疾病的康复。

但是，由于患者皮屑脱落丢失了大量蛋白质，营养相对缺乏，久病体虚，若运动量过大，反而会对身体造成伤害，不利于康复。因此，皮损广泛的寻常银屑病、红皮病型、泛发性脓疱型、关节病型银屑病，以及急性发疹期的患者，应限制运动量，或停止运动，待病情稳定后或到皮损消退期，再逐渐增加运动量。皮损泛发时，尤其是四肢、背部皮损较多的患者，活动时应注意避免过度牵拉皮损处而发生撕裂和出血。冬季病情加重的银屑病患者可以从秋季开始，在注意保暖的情况下，每天在室外慢跑30分钟，以微微出汗为宜，对缓解病情效果较好。

有益于银屑病的按摩保健怎样做

（1）将双手拇指置于两侧太阳穴，按顺时针方向按揉半分钟，再按逆时针方向按揉半分钟。

（2）将双手掌紧紧贴在腰眼处，用力向下推按至骶部，如此反复做 1 分钟；再用掌心从上至下按揉 1 分钟。

（3）拇指与其余四指相对，捏拿下肢后侧的肌肉群，一紧一松，用力均匀和缓，从大腿根部开始，向下捏拿至脚跟，如此反复，捏拿 5 分钟。再换另一条腿进行，以感觉酸胀为宜。

（4）按上述方法操作，双手捏拿上肢。

（5）用掌心轻拍身体，按背部、腰部、下肢、肩部、上肢的顺序，反复操作 3 次。

以上按摩疗法能促进和改善人体生理循环，使气血充盈而通畅，并有加强新陈代谢的作用，使神经系统的兴奋性和协调性增强，从而达到治疗银屑病的目的。

治疗银屑病的方法主要有哪些

（1）药物疗法：包括类固醇激素类药物、抑制 DNA 类药物、抗感染药物。

（2）免疫抑制剂疗法：包括免疫抑制剂环孢菌素 A、胸腺肽、干扰素等。

（3）维生素疗法：包括维生素 A、骨化三醇与钙泊三醇、鱼油制剂、维生素 C 等。

（4）光线疗法：即用 B 型紫外线治疗泛发型或局部顽固型的银屑病皮损。可在外用药物治疗失败后使用，或与外用药物治疗联合使用。短期使用 B 型紫外线的副作用很小，但长期使用可能导致皮肤癌、皮肤老化。

（5）焦油制剂疗法：可以和其他药物或紫外线一起使用，疗效很好。可使皮肤对紫外线更加敏感，因此，使用紫外线或日晒光时要防止烧伤。

（6）全天治疗计划疗法：为泛发型银屑病患者安排专门地点进行集中式治疗，通常治疗时间为 2~4 周，每天治疗 6~8 小时。

治疗银屑病的用药原则是什么

（1）先确诊，再治疗。不可臆测病情，自行用药；也不可轻信偏方或一些"特效药"。一旦出现症状，要到正规、专业性较强的医疗单位就诊，确诊后根据医嘱整体实行标本兼治的治疗方法。

（2）不可乱用激素类药物。激素类外用药物多数只能暂时改善症状，只治标而不治本。长期使用还可能产生副作用。

（3）配合全身治疗。泛发性银屑病不能单单依靠对症治疗的药物，而应以全身治疗为主。全身治疗宜选择不良反应小的药物。在用药期间要定期观察肝、肾功能及血常规的变化。

（4）治疗要持之以。银屑病是一种顽固病症，要做到"三分治病七分养病"，不能半途而废。也不能因病情稍有好转就认为已经治愈，要持之以恒，在合理用药的同时，注重饮食起居上的宜忌，使病症得到有效控制。

银屑病患者用药应注意哪些问题

（1）了解病理。患者应当对银屑病有全面而深入的了解，这样有利于对症治疗和及时调养。

（2）去屑再用药。在使用外用药之前，应该先用温水和中性肥皂把皮肤外面的银白色鳞屑洗去，使药物与皮肤损害区域有充分的接触，以发挥药物的疗效（急性进行期除外）。

（3）坚持用药。有的患者经治疗后，只要病情有所好转，就擅自中断用药，使治疗不彻底，以致病情反复发作，形成恶性循环。所以，患者应持之以恒，坚持治疗，这样才能使病情得到有效缓解。

（4）由于免疫抑制剂类药物能抑制骨髓造血功能，使白细胞减少，还可能造成脱发、口腔黏膜溃疡、肝功能受损、贫血等不良反应，因此在检查确定肝功能、白细胞正常后，方可采用。在应用免疫抑制剂治疗时，须严格控制剂量，密切注意用药后的反应，如有上述症状，应及时停药，并对症进行处理。

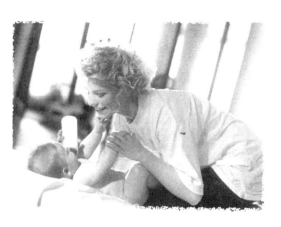

（5）不要滥用刺激性过强的外用药物，避免皮损加重。

（6）用药前，先清除体内其他感染病灶，如慢性扁桃体炎等。

（7）服用口服药物要遵医嘱。某些西药（如乙双吗啉、乙亚胺等）会影响骨髓的造血功能，建议最好不要服用。如正在服用，应每周检查一次白细胞含量，必要时逐步停用药物，并加服可升高白细胞的药。

治疗银屑病可参考使用的西药有哪些

（1）醋酸去炎松尿素软膏（曲安缩松，尿素软膏）：属肾上腺皮质激素类药物。主要用于银屑病、神经性皮炎、慢性湿疹、脂溢性皮炎。顽固皮肤病患者需长期使用。

（2）恩肤霜（丙酸氯倍他索软膏）：属皮质激素类药物。用于银屑病、神经性皮炎、慢性湿疹及其他瘙痒性皮肤病等。不宜用于面部、腋窝和腹股沟处。

（3）丙酸氯倍他索霜（丙酸氯倍米松）：是目前临床应用的高效外用皮质类固醇中药效较强的一种，具有较强的毛细血管收缩作用和抗炎作用。适用于短期治疗。

（4）氯氟舒松制剂：系人工合成之强效糖皮质激素，其特点为抗炎作用强，局部应用不易引起全身性副作用。具有糖皮质激素的作用，与氟轻松相似，仅作局部外用。用于银屑病和湿疹性皮炎。

（5）皮康王（复方酮康唑软膏）：属酮康唑属吡咯类抗真菌药。对皮真菌、酵母菌（念珠菌属、糠秕孢子菌属、球拟酵母菌属、隐球菌属）、双相真菌和真菌纲有抑菌和杀菌作用。

（6）氟尿嘧啶软膏：为细胞周期特异性药。用于银屑病、传染性软疣、扁平疣、皮肤淀粉样病变及脂溢性角化等皮肤疾病。

（7）甲氨蝶呤制剂：为细胞毒类抗肿瘤药物，可阻止表皮细胞增殖时 DNA 合成，以抑制细胞核的有丝分裂，从而治疗银屑病。

（8）蒽林：是柯桠素的一种合成代用品，柯桠素被用于治疗银屑病已有一百年之久，是治疗银屑病的传统药物。适用于治疗斑块状银屑病。

（9）红霉素：为大环内酯类抗生素药物，有效抗菌，从而消除皮肤软组织感染

（10）甲硝唑：具广谱抗厌氧菌和抗原虫的作用，临床主要用于预防和治疗厌氧菌引起的皮肤软组织感染。

（11）施尔康：用于维生素和微量元素缺乏的预防，增强皮肤对细菌的抵抗力。

（12）甲氧苄胺嘧啶：抗菌药物，具有抑制二氢叶酸还原酶的作用。与磺胺药合用，可使细菌的叶酸代谢受到双重阻断，因而抗菌作用大幅度提高。

（13）酮康唑：为咪唑类抗真菌药，其作用机制为抑制真菌细胞膜麦角甾醇的生物合成，影响细胞膜的通透性，抑制其生长。可用于治疗浅表和深部真菌病，如皮肤和指甲癣、阴道白念珠菌病、胃肠真菌感染等。

治疗银屑病可参考使用哪些中成药

（1）克银丸：清热解毒，祛风止痒。用于血热型银屑病。

（2）复方青黛丸：清热解毒，消斑消瘀，祛风止痒。用于血热风燥型银屑病进行期。

（3）银屑灵：祛风燥湿，清热解毒，活血化瘀。用于银屑病、荨麻疹、皮肤瘙痒症、湿疹等。

（4）银屑灵冲剂：清热利湿，解毒消肿，祛风止痒。用于血热风燥型银屑病（进行期及静止期）。

（5）银屑敌胶囊：清热凉血，活血通络，祛风止痒。用于银屑病、神经性皮炎、皮肤瘙痒症等。

（6）消银片：清热凉血，养血润燥，祛风止痒。用于血热风燥和血虚风燥型银屑病。

（7）郁金银屑片：疏通气血，软坚散结，清热燥湿，杀菌解毒。用于血虚风燥型银屑病。

（8）银屑丸：活血化瘀解毒。用于银屑病。

（9）扶正养阴丸：扶正养阴。用于血虚风燥型银屑病、老年性皮肤瘙痒症。

（10）雷公藤多苷片：有较强的抗炎作用和免疫抑制作用。

哪些中草药对银屑病有一定的辅助治疗功效

（1）白鲜皮：清热燥湿，祛风解毒。用于湿热疮毒、黄水淋漓、湿疹、疥疮等。

（2）土茯苓：除湿，解毒，通利关节。用于痈肿，瘰疬，疥癣、疮疡等。

（3）青黛：清热解毒。用于疮肿、丹毒。

（4）苦参：清热燥湿。用于湿疹，湿疮，皮肤瘙痒，疥癣麻风。

（5）牡丹皮：清热凉血，活血祛瘀。用于温毒发斑、痈肿疮毒。

（6）赤芍：清热凉血，散瘀止痛。用于温毒发斑，痈肿疮疡。

（7）雷公藤：祛风除湿，活血通络，消肿止痛，杀虫解毒。

（8）补骨脂：补肾助阳，纳气平喘，温脾止泻。

白癜风的养护、保健与治疗

皮肤病的治疗与调养

什么是白癜风

　　白癜风是一种常见多发的色素性皮肤病，中医学称之为"白癜风"或"白驳风"，该病以局部或泛发性色素脱失形成白斑为特征，是一种获得性局限性或泛发性皮肤色素脱失症，是常见的皮肤病。

白癜风的发病特点是什么

　　白癜风的发病特点是诊断易，治疗难。白癜风是后天性因皮肤色素脱失而发生的局限性白色斑片，使得局部皮肤呈白斑样。医学上通常把这种病变叫色素脱失。此病世界各地均有发生，一般肤色较浅的人发病率较低，肤色较深的人发病率较高，可以累及所有种族，且男女发病无显著差别，尤以印度发病率为最高。白癜风患者以青年、中年为多见，占总患者数的 68% ~ 80%。

白癜风的病理过程是怎样的

人体表皮内的黑素细胞能产生黑素，以维持人体正常的肤色。黑素的形成要经过一系列代谢过程：黑素的前身酪氨酸在酪氨酸酶的作用下，会转变为多巴；多巴再经酪氨酸酶作用，再转变为多巴醌、多巴色素，最后形成黑素。这一过程一般需要铜、锌、铁和紫外线的参与。如果其中某一环节出现障碍，都可影响黑素的形成，从而导致白癜风。

白癜风可能由哪些因素引发

（1）阳光因素。黑素的形成与阳光有密切的关系，如人们晒太阳后，皮肤颜色就会加深。但是，白癜风却多发于春夏，少数患者于暴晒后发病，这与阳光中紫外线的波长有很大关系。短波的紫外线可使色素脱失，产生白癜风；长波的紫外线却能促进黑素代谢，产生黑素。夏季阳光强烈，经过暴晒，大量短波紫外线易使患者皮肤发炎，损伤黑素细胞，失去产生黑素的能力，诱发白癜风。

（2）精神因素。精神过于紧张，身体会分泌过量的肾上腺素，而肾上腺素是由酪氨酸转变而来的。过量合成肾上腺素，势必消耗过多的酪氨酸，从而影响黑素的产生，诱发白癜风。

（3）饮食因素。黑素的产生与酪氨酸、酪氨酸酶、铜、锌、铁等有关，如果人体缺乏这些物质，就会影响黑素的形成，引发白癜风。

（4）药物因素。若经常使用一些影响黑素正常代谢的药物,如甲状腺素、肾上腺素、去甲肾上腺素、硫脲嘧啶、胱氨酸、半胱氨酸等。此外,大量服用维生素 C 可影响多巴变成多巴醌,从而抑制黑素的代谢过程,也可引发白癜风。

(5)遗传因素。白癜风的发病与色素基因的代谢有关,所以遗传对此病也有一定的影响。

(6)自身免疫因素。白癜风患者往往同时患有自身免疫病,如甲亢、甲状腺炎、糖尿病、恶性贫血、风湿性关节炎、局限性肠炎、斑秃、艾迪生病、局限性硬皮病、恶性黑素瘤等。此外,在白癜风患者的血清中可找到器官特异性自身抗体。

白癜风分为哪些类型

世界各国对白癜风分型各有不同。根据中国色素性皮肤病学组 1994 年制定的白癜风临床分型标准,将白癜风分为二型、二类、二期。二型为寻常型和节段型;二类为完全性白斑和不完全性白斑;二期为进展期和稳定期。以下分别作一介绍:

二型:

1.寻常型白斑的特点是怎样的

寻常型白癜风又分为局限性、散发性、泛发性与肢端性四种。每种的特点如下:

(1)局限性白斑:只局限于某一部位的单发或群集的大小不等的白斑。

(2)散发性白斑:表现为散布的多发性白斑,可发生在身体的任何部位,总面积不超过体表面积的 50%。

(3)泛发性白斑:超过体表总面积的 50%,多由久病发展而来。

（4）肢端性白斑：初发时，主要分布在手足的指趾端及头面等部位。

2.节段型白斑的特点是怎样的

节段型又称偏侧型，此类白斑沿着某一皮神经节段的皮肤区域走向，一般为单侧分布。

二类：

1.完全性白斑的特点：完全性白斑为纯白色或瓷白色，白斑区域内的黑素消失，无色素再生现象。

2.不完全性白斑的特点：不完全性白斑为，白斑区域内的黑素细胞减少，但因尚有部分黑素细胞存在，因此在白斑区域内可见黑素点。

二期：

1.进展期白斑的特点：白斑逐渐增多，原有白斑逐渐向正常皮肤移行扩大，边界模糊不清。

2.稳定期白斑的特点：稳定期白斑为停止发展，边界清楚，白斑边缘有黑素加深现象。

白癜风有哪些主要症状

白癜风的临床症状主要是皮肤色素脱失，形成白斑，其边缘清晰，边界附近的皮肤肤色正常或色素增多，患处没有萎缩、鳞屑、发红、痛痒等任何自觉症状。白斑的大小、数目及形状不定，可相互连成片。多发于面部、颈部、臀部、手背、阴茎、包皮、女性阴部等部位，患处的毛发常变成白色。分布有的不规则，有的对称，或沿神经呈带状、单侧性分布，皮损有的广泛分布,有的局限在某些部位。

强烈阳光是否能将白斑晒黑

即使是夏秋季节,由于强烈的阳光只能把患处附近的皮肤晒黑,却不能增加患处的色素,因此白癜风的皮损处将变得更加明显。

为什么说白斑不宜直接暴露在阳光下

由于白斑处缺乏黑素的保护作用,强烈的阳光容易刺激患处皮肤发红及灼痛,甚至引起日光性皮炎。

白癜风患者怎样进行日光浴

阳光中的长波紫外线能激发黑素细胞中酪氨酸酶的活性,促进黑素的生成,加速黑素细胞转移到表皮各层中去,使皮肤颜色变深,从而有利于白癜风的治疗;而短波紫外线却会损伤黑素细胞,使皮肤色素脱失而引发白癜风。因此,白癜风患者在进行日光浴保健时必须注意合理掌握日晒的时间和程度,使皮肤能接触大量长波紫外线,而尽量避免短波紫外线的照射,才能达到安全治疗的目的。

一般来说,秋季、冬季、春季的阳光比较柔和,多为长波紫外线,患者可选择中午前后进行日光浴,照射时间也可适当长一些。而夏季的阳光比较强烈,多为短波紫外线,宜选择早晚时分进行日光浴;如果在中午进行沐浴,可在室内通过玻璃窗进行，因为玻璃可在一定程度上阻挡短波紫外线，宜采用短时间、多次数的方式进行，这样既不会损伤皮肤，又可起到治疗作用。

白斑的扩散有什么特点

由于白癜风的特点是病程不定，因此有些患者身上的白斑扩展较快，新损害不断出现，短期内可波及全身；而有些患者只有长期不变的一两片白斑，或是在皮疹发展到一定程度后，自然停止发展；还有少数患者可慢慢自行痊愈。

白癜风能造成怎样的后果

白癜风在临床表现上可以并发或者继发多种疾病，常见的并发症有甲状腺功能亢进或者减退、糖尿病、慢性肾上腺皮质功能减退和慢性活动性肝炎。偶有白癜风合并为恶性贫血、晕痣、普秃或斑秃、银屑病、硬皮病、硬斑病、恶性肿瘤、药疹、带状疱疹、支气管哮喘、异位性皮炎、类风湿关节炎、重症肌无力、慢性皮下组织念珠菌病和眼疾，以

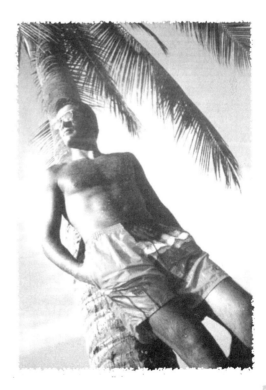

及并发于疱疹样皮炎、肢端肥大症、副银屑病、慢性持久性红斑、迟发性皮肤卟啉病硬化性萎缩性苔藓等。另外，白癜风还会给患者造成严重的心理负担，影响身体健康状态和生活质量。

白癜风会传染吗

白癜风只是会影响一个人的外观，但不会传染，任何和患者接触的行为都不会感染白癜风。因为传染病是由各种病原体引起的能在人与人，动物与动物或人与动物之间相互传播的一类疾病。而白癜风是由于局部黑素明显减少或缺失而引起的皮肤、黏膜和毛发色素脱失性改变，并不具备病原体，因而白癜风没有传染性。

白癜风患者怎样进行日常养护

（1）保持乐观、开朗、豁达的心境，不宜有紧张、激动、压抑、焦躁、忧虑、悲哀、恼怒等不良情绪。

（2）要劳逸结合，保证充足高质量的睡眠。

（3）生活要有规律，避免因生物钟紊乱而导致神经系统、内分泌系统失调。

（4）尽量找出诱发因素，避免病情复发或加重。

（5）加强体育锻炼，提高机体免疫力，避免患感冒、发热、扁桃体炎等易诱发白癜风的疾病。

（6）衣服宜宽大合身，内衣、内裤不可过紧，尽量选择纯棉制品。

（7）避免摩擦、压迫患处或出现外伤。洗澡时，不可用力搓擦皮肤。

（8）避免长时间日晒。因为患处皮肤缺乏黑素，长时间暴晒可引起患处发红，加重病症。

（9）不宜长期处于潮湿的环境中。

（10）夏天不宜长时间使用风扇、空调，使用前应将汗水擦干。

（11）尽量不吸烟、不饮酒。

（12）避免接触有刺激性的东西，如香皂、洗衣粉、染发剂、汽油、油漆、沥青等，以及酚及酚类化合物、橡胶制品。

（13）可适当使用一些能遮盖白癜风患处的产品，同时信心十足地积极配合治疗。

（14）有湿疹、皮炎、虫咬症等皮肤病时，应及早治疗。

白癜风患者的情绪与治疗效果有怎样的关系

白癜风作为一种顽固的皮肤病，在治疗的过程中需要花费很长的时间，患者得了此病后，因不能正确认识此病，往往出现悲观消沉、紧张抑郁等不良情绪，还有的患者甚至产生轻生的念头。这种悲观消沉的情绪往往导致患者不能及时就诊，而耽误了最佳的治疗时机。这样做不但使病情加重，还使患者的心理负担更为沉重。另外，患者家属所表现出的极度不安与忧虑感，也常会影响白癜风患者康复的信心。

以上种种心理因素对白癜风的治疗都有极大的负面影响，这些因素会使内分泌失调，导致整个机体的免疫防御功能下降，并使黑素细胞的生成受到抑制，白斑很容易发展和扩散,从而给治疗带来很大的困难。因此,要想早日康复,白癜风患者就要保持开朗舒畅的情绪和豁达乐观的心态,尽量做到早发现,早治疗,早痊愈。患者家属也应从积极的方面给予患者关心、安慰与引导,体谅患者的心理创伤和精神痛苦,并鼓励患者抛开心理负担,以积极的心态更好地配合医师的治疗。

白癜风患者怎样通过按摩来改善病情

患者采取按摩局部患病处可有效地改善病情,具体方法如下:

(1)用手掌由白斑四周向中心推按 21 次,再由白斑中心向四周推按 21 次。

(2)拇指与其余四指相对,捏拿白斑患处 5~7 遍。按摩一段时间后,可将局部皮肤揪起,以增加其弹性和松弛度。

(3)对于面积大的患处,可用手掌按揉白斑局部 1 分钟,以感觉舒适放松为宜。

(4)形成虚拳,轻轻扣打白斑部位 1 分钟。

以上按摩方法可帮助病情比较轻微的白癜风患者在一定程度上改善患处肤色,并有助于患处组织的修复和再生。

治疗白癜风患者容易陷入哪些误区

(1)轻信"保证根治,绝不复发"的误导。不要轻信某些"专家"保证不复发的承诺,也不要相信祖传秘方根治白癜风之类的谎言。

（2）轻信"特效治疗方法"。由于患者的体质、发病原因的不同，各种方法产生的效果也大不相同，所以每种治疗方法都有局限性，患者应根据自身的具体情况采取适当的治疗方法，来缓解并治愈疾病。

（3）轻信"短期治愈的特效药"。白癜风发病缓慢，短期内不可能治愈，所谓"特效药"都有很大的副作用。如激素类药物能使部分病情快速好转，但停用后，病情反而更加严重。因此患者应遵医嘱科学用药，切不可因治病心切而过量过频地服用药物，这样不但达不到治疗目的，一些热性和毒性强的药物反而会使病情加重，甚至给身体造成其他伤害。

（4）随意植皮、注射或使用外用药物。白癜风病因复杂，难以判断病情的进展期、静止期和恢复期，采取植皮、注射和外用药物时一定要慎重，避免白斑的蔓延。

（5）随意补充大量微量元素。缺乏微量元素并不是导致白癜风发病的唯一原因，一些患者体内并不缺少这些元素，若口服大量微量元素易在体内沉积而使人中毒。

（6）过分忌口。营养均衡才能使机体免疫力增强，所以可以适量食用水果、蔬菜和海产品。正常的饮食不会诱发白癜风。

（7）体质虚弱。白癜风发病与体质强弱没有直接关系，锻炼身体、戒烟、限酒对身体有益，但与治疗白癜风没有必然联系，并不能将其作为治疗的主要手段，更不能因为这些措施没有效果就放弃治疗。

药物治疗白癜风时应注意哪些问题

（1）争取早期治疗。一般来说，年龄小、病程短、面积小者易治；年龄大、病程长、面积大者难治。

（2）坚持长期治疗。多数患者治疗3个月左右方可见效，应坚持治疗，不可随意更换药物。

（3）谨慎选择药物。不可乱用激素、免疫抑制剂或含有这些成分的所谓"纯中药制剂"，以免损害健康，造成严重后果。

（4）进行期患者不可使用强烈刺激性外用药，也不可接受紫外线照射。

（5）多数患者使用外用药后会出现刺激反应或皮肤过敏反应，表现为红斑、丘疹、水疱、糜烂、结痂或皮损肥厚、脱屑、瘙痒等症状。属于刺激反应者，停药后反应多可自行消退，再继续用药，一般不再发生反应；属于过敏反应者，应在医生的指导下服用抗过敏药，或外涂激素类药膏，待过敏反应消退后，改用其他外用药。

（6）白斑消失后，应继续巩固治疗一段时间，避免复发。

治疗白癜风应慎用或禁用哪些药物

（1）激素类药物。如泼尼松等。该类药物虽然见效快、但不良反应很大，尤其是对机体肾上腺皮质功能易产生抑制作用。肾上腺皮质功能长期受到抑制，会使机体对药物产生依赖性，从而导致痤疮、酒糟鼻、青光眼、皮肤萎缩、紫癜、细菌及真菌感染等症，严重者肾上腺激素分泌功能萎缩，甚至丧失。另外，一旦对药物产生依赖性，患者停药后就会出现严重的病情复发现象，导致疾病更加难以治愈。故白癜风病患者应慎用此类药物。

（2）抗肿瘤药物。临床上用于控制白癜风的药物是氮芥类药物，长期使用此类药物，容易引起皮肤萎缩和老化。

（3）铜制剂。由于铜离子为酪氨酸酶的重要辅基，可提高酪氨酸酶活性，因此在一些情况下会用含铜的药物治疗白癜风。但由于每位患者的身体素质不同，加之难以掌握体内接受铜元素的量，所以在应用时应极为慎重，以免因铜元素摄入过多而导致中毒现象，因此不宜采用。

哪些西药对治疗白癜风有一定的疗效

（1）甲氧沙林片：为光敏剂，使用本品并配合日晒或黑光照射，可以产生以下光感活性：提高酪氨酸酶活性，促进表皮黑素形成，促使毛囊中的黑素细胞向表皮移动，从而使皮肤上出现色素沉着，用于治疗白癜风。

（2）白癜净：为盐酸氮芥制剂，用于治疗白癜风。

（3）补骨脂素：有光敏作用，注射或内服，再以长波紫外线或日光照射，可使受射处皮肤红肿、色素增加，用于治疗白

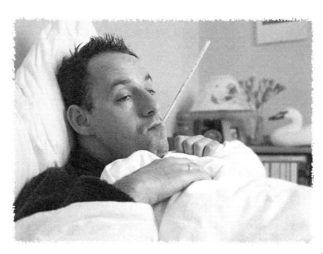

癜风。

（4）盐酸氮芥酊：用于治疗白癜风。

（5）升华硫氯化氨基汞洗剂（硫汞白斑搽剂）：用于治疗白癜风。

（6）斯奇康：能通过调节机体内的细胞免疫、体液免疫、刺激网状内皮系统、激活单核－巨噬细胞功能，增强自然杀伤细胞功能来增强皮肤的抗病能力。

（7）多抗甲素（甘露聚糖肽）：由 α 溶血性链球菌经深层培养提取精制所得的具有多种生理活性的多糖物质，是非特异性免疫增强剂，能改善机体免疫力。

（8）转移因子：为细胞免疫促进剂，具有能获得共体样的特异和非特异的细胞免疫功能，并能促进释放干扰素。

（9）他克莫司软膏（普特彼）：适用于因潜在危险而不宜使用传统疗法、或对传统疗法反应不充分或无法耐受传统疗法的中到重度皮肤病患者。

（10）甲氧沙林溶液：主要成分为甲氧沙林，为光敏剂，可以产生以下光感活性：提高酪氨酸酶活性，促进表皮黑素形成，促使毛囊中的黑素细胞向表皮移动，从而使皮肤上出现色素沉着，用于治疗白癜风。

哪些中成药对治疗白癜风有一定的疗效

（1）白癜风丸：益气行滞，活血解毒，利湿消斑，祛风止痒。主治白癜风。

（2）维阿露：具有温肤散寒，祛风燥湿，舒经活络，活血化瘀及清除异常黏液质之功效，用于治疗白癜风。

（3）白灵片：具有活血化瘀，养血祛风，调和气血的功效，用于治疗白癜风。

（4）复方白芷酊（消白灵酊）：祛风，活络，消斑。

（5）白斑酊：温通气血，调和营卫。用于治疗白癜风和各种白斑。

（6）白蚀丸：补益肝肾，活血祛瘀，养血祛风。用于治疗白癜风。

（7）驱虫斑鸠菊注射液：清热消炎，活血化瘀。

哪些中草药对治疗白癜风有一定功效

（1）赤芍：清热凉血，散瘀止痛。用于温毒发斑，痈肿疮疡。

（2）补骨脂：补肾助阳，纳气平喘，温脾止泻。

（3）黄芪：补气固表，利尿托毒，排脓，敛疮生肌。用于痈疽难溃，久溃不敛。

（4）驱虫斑鸠菊：清热消肿，杀虫疗癣。用于疥疮、疥癣、皮肤斑等症。

（5）当归：活血补血。用于痈疽疮疡。

（6）防风：祛风解表，胜湿止痛。可用于白癜风。

（7）白芷：祛风散寒，通窍止痛，消肿排脓，燥湿止带。

（8）白鲜皮：清热燥湿，祛风解毒。用于湿热疮毒、黄水淋漓、湿疹、疥癣疮癞等。

（9）何首乌：解毒消痈。用于瘰疬疮痈，风疹瘙痒。

痤疮的养护、保健与治疗

什么是痤疮

痤疮，俗称青春痘、粉刺、暗疮，中医学又称面疮、酒刺，是一种发生于毛囊皮脂腺的慢性皮肤病。

痤疮的发病特点是怎样的

痤疮的发生多见于青少年人群中，年龄为 12～25 岁，也有 30 岁后才初次发病的。发生部位通常为头面部、颈部、前胸、后背等皮脂腺丰富的部位。一般情况下，痤疮并不发炎，但有时因细菌侵入毛囊可引起毛囊周围炎症。表现为红色丘疹、脓疮、结节、脓肿等。痤疮消退后，会留有暂时性色素斑，或小的坑凹状瘢痕。

诱发痤疮的因素有哪些

痤疮是一种毛囊皮脂腺结构的慢性炎症性疾病。中医学理论认为，人的面部、胸部、背部属肺经，因此该病多由肺经热盛、湿热内生引起，上熏颜面，致使血热郁滞而成；或因过食肥甘、油腻、辛辣食物，脾胃蕴热，熏蒸于面而成；或因青春之体，血气方刚，阳热上升，与风寒相搏，郁阻肌肤所致；或因情绪不佳、内分泌失调，导致血热毒盛，湿瘀郁于颜面而成。

西医理论则认为，痤疮的主要病因是由于厌氧性痤疮丙酸杆菌感染而引起，但也与其他病因有关。该理论认为，人在青春期，激素分泌过于旺盛，使皮脂腺分泌增多，毛囊皮脂腺开口被皮脂阻塞，在毛囊闭塞的情况下，痤疮丙酸杆菌便会大量繁殖，导致炎症，形成痤疮最基本的损害——炎性丘疹。此外，化妆品的不良刺激也可引起毛囊口堵塞，这也是痤疮形成的重要诱因。另外，遗传因素也会导致痤疮的发生，若父母都生有痤疮，儿女就可能遗传这种体质。

中医认为痤疮形成的因素有哪些

（1）喜欢洗脸，一天洗超过 2 次以上的脸（过度洗脸刺激皮肤分泌更多油脂）。

（2）流汗后或洗脸后，没有随手擦干脸的习惯（弱碱性的汗水有利于细菌繁殖，中性的水质会稀释皮脂膜的酸度，让抵抗外菌侵入的能力减弱）。

（3）习惯摸摸脸，摸摸头发或是有用手托腮的习惯（手上的污垢经常会因此沾到脸上而产生青春痘）。

（4）爱吃肉、油炸食物、甜点，不爱吃蔬菜水果（吃肉不吃蔬果会使消化系统不正常，体内毒素堆积）。

（5）喜欢将速食、泡面当宵夜（容易造成便秘，诱发青春痘、痤疮）。

（6）常超过夜里 12 时才就寝（造成内分泌紊乱，让皮脂腺过度分泌）。

（7）睡前不做柔软体操（睡前做些伸展运动可适度帮助肠胃蠕动，促进新陈代谢，帮助排出毒素）。

（8）很少喝水（肌肤缺水自然会刺激毛孔排出油脂）。

（9）没有定期更换寝具的习惯（细菌丛生引发痤疮）。

痤疮的症状是怎样的

痤疮的发病以后，患者自觉轻微瘙痒或疼痛，往往此起彼伏，新疹不断继发，有的可迁延数年。痤疮的主要症状为黑头粉刺、白头粉刺、炎性丘疹、脓疱、结节、囊肿。如毛囊性丘疹中央有一黑点，称为黑头粉刺；如周围色红，挤压时有米粒样白色脂栓排出，且无黑头、有灰白色的小丘疹，则称为白头粉刺。若发生炎症，粉刺则呈红色，顶部长出小脓疱，脓疱破溃痊愈后，可遗留暂时色素沉着或有轻度凹陷的瘢痕。严重时可形成结节、脓肿、囊肿等多种形态的皮损，破溃后形成多个窦道和瘢痕，严重者会导致"橘皮脸"。临床上常以一两种损害较为明显，往往同时存在油性皮脂溢出，从而并发头面部脂溢性皮炎，表现为面部油腻发亮，还可发生成片的红斑，且覆盖油性痂皮，常年不愈。聚合性痤疮是一种丘疹、结节、囊肿、脓肿、窦道、瘢痕等多种损害混合发生的重症痤疮，病程长，多发于男性人群。

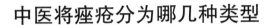

中医将痤疮分为哪几种类型

按照中医学理论,痤疮可分为以下5种类型:

(1)肺热血热型:多见于粉刺型、丘疹型痤疮,为诸多类型的痤疮中症状比较轻的一种。表现为黑头粉刺、白头粉刺、毛囊性红丘疹;皮疹为米粒至绿豆大小;患者多易外感风热,伴有咽干、便燥等症状;舌红,苔黄,脉弦数。

(2)脾胃湿热型:多见于丘疹型、脓疱型痤疮。因患者喜食肥甘之品,致脾胃积湿生热,湿热上壅而致。表现为红色丘疹、脓丘疹;常伴有脘胀不适、饮食不佳、大便干燥等症状;舌红,苔白腻或黄腻,脉濡数或滑数。

(3)肝胆湿热型:多见于脓疱型、囊肿型、聚合型痤疮。多因人体肝经有热,加之嗜食辛辣肥甘之品,造成肝胆湿热,上蒸于颜面而致。表现为红色丘疹、脓疱;伴有口苦、面色潮红、烦躁易怒等症状;舌红,苔黄腻,脉弦数有力。

(4)热毒壅盛型:多见于脓疱型、聚合型痤疮。多因嗜食辛辣之品,或受湿热之邪,致使火毒内生,热毒上壅,熏蒸于颜面而致。表现为丘疹密集,脓性丘疹居多;伴有咽干咽痛、溲黄便干等症状;舌红,苔黄,脉弦数等症状。

(5)血瘀痰凝型:多见于结节型、聚合型痤疮。患者湿痰较甚,气滞血瘀,热毒痰瘀胶结,致使皮疹迁延不愈。皮损色泽暗红,质硬,或质软有弹性;舌红或暗红,边有瘀点或瘀斑,脉弦或涩。

西医将痤疮分为哪几种类型

在西医理论中,根据痤疮的症状,将其分为以下类型:

(1)炎性痤疮:面部出现黑头粉刺、白头粉刺,粉刺内有脓液,轻触有疼痛感,多为突然发作。

(2)酒糟性痤疮:多发于鼻部附近,色红,轻压有麻木感,多由于反复发作所形成。

(3)囊肿性痤疮:面部有大小、数量不等的痤疮,一般是由内部病变转为慢性病变所导致。

(4)混合性痤疮:兼有以上三种形态,属于复杂性病变。

根据痤疮特征可分哪几期

按病情严重程度,痤疮可分为三期,即轻度、中度、重度:

(1)轻度痤疮:约85%的痤疮患者为轻度痤疮。痤疮体积小,数量少。如护理得当,可很快治愈,炎症消退后也不会留有瘢痕。

(2)中度痤疮:约10%的痤疮患者属中度痤疮。痤疮体积大,数量多,顶部易出现脓点,形成脓疱,触碰有轻微痛感。如护理得当,炎症消退后不会留下瘢痕。

(3)重度痤疮:2%~3%的痤疮患者属重度痤疮。痤疮体积大,数量多,分布广,病程持久,有剧烈触痛。如护理不当,易留下瘢痕、凹洞等。

痤疮是否有传染性

痤疮是不会传染的，这是由痤疮的病因决定的。痤疮的主要病因就是由于体内脏腑功能失调引起内分泌失调，皮脂腺分泌旺盛油脂过多，毛孔粗大，堵塞导致角质层增厚，油脂渐往皮层表面隆起后导致角质层隆起，油脂堵塞毛孔，隆起的顶点氧化变成黑色，细菌在毛孔里和油脂搅和在一起，痤疮丙酸杆菌在缺氧情况下大量繁殖导致炎症细菌侵入，变成脓疱、结节，所以并不是由于什么病毒或者是细菌、真菌导致的。因此无论痤疮起的有多么大或者是有多么严重都不会因此传染给其他人。

日常保持哪些好习惯可预防痤疮或减少发病概率

痤疮的发病原因复杂，因此在日常生活中，需要从以下几方面认真护理，才能减轻痤疮的症状，或避免其复发。

（1）保持皮肤的清洁。经常洗脸、洗头、洗手，同时忌在头发上涂抹任何油脂，以防头发上的油垢沾到脸上，堵塞汗腺。

（2）每天用中性肥皂清洗患处，以3次或4次为宜，次数不可过多。尤其是临睡前，更要全面细致地清洁患处皮肤，以保证毛囊皮脂腺导管的通畅。

（3）女性应避免在患处涂抹化妆品，因为有些痤疮就是由药物或某些化妆品引起的。

（4）调节胃肠功能，保持大便通畅，避免便秘症发生。因为便秘会使毒素滞留在肠道内，进而被人体吸收，与汗水、油脂一起排出,加重痤疮。

(5)保持乐观的情绪。紧张、忧虑、愤怒、抑郁等负面情绪可使痤疮加重,因此必须抛开烦恼,解除思想负担。

(6)有规律作息,保证睡眠时间和质量。

(7)忌用含磨砂粒的洗面乳,也不宜去美容院做按摩或皮肤脱屑。

(8)不用手挤压痤疮。因为挤压可使皮肤破损、感染面扩大,若手上的细菌感染伤口,还会加重病情。

(9)忌饮酒,不吃油腻、辛辣、酸性、刺激性的食物及海鲜等发物。

(10)为防止痤疮恶化,应少吃糖、巧克力,以及脂肪含量高的食物。

(11)遵照医嘱,不乱用药。

痤疮患者平时应怎样洗脸

痤疮患者的脸部皮肤通常为油性皮肤,需要经常清洗,洗脸时一定要注意采用正确的方法。

(1)以23℃左右的温水将脸拍湿,取适量洗面乳在手掌中搓揉,待出现泡沫后,轻轻地涂抹于脸上,以中指和无名指轻柔地按摩,再尽快以冷水将泡沫冲洗干净。

(2)洗面乳最好只在早晚使用,白天用中性香皂即可。

(3)不要用过热的水洗脸,更不要用热气蒸脸,否则会使皮脂腺大量分泌皮脂,加重痤疮病情。

(4)洗脸后,要让脸部自然晾干,并不要急着抹化妆水、乳液等护肤品,否则会堵塞毛囊、汗腺、皮脂腺,易使痤疮加重或复发。

常用白菜叶敷脸对痤疮有什么好处

白菜叶既有凉血、杀菌、消炎作用，还有美白皮肤及补充水分的功效，对于内火湿热或肝脾不和引起的痤疮有很好的辅助治疗效果。具体做法如下：

将白菜叶摊平，用玻璃瓶反复轻轻碾压，直到菜叶呈现网糊状，然后将叶片覆盖在脸部，让叶片的养分渗入皮肤的毛孔内。若想达到最佳效果，应保证每 10 分钟更换 1 片白菜叶，每天更换 3~5 片。此法若坚持两天以上，脸上的痤疮症状就能有所消退。

痤疮患者怎样通过按摩来减轻症状

此法主要按摩足阳明胃经、足少阴肾经和足太阳膀胱经。按摩足阳明胃经，能调节胃肠功能，而按摩足少阴肾经和足太阳膀胱经，能调节内分泌功能，减少性激素的产生，配合按摩对痤疮有较好的疗效。按摩方法如下：

（1）用双手手掌在背部脊柱两侧进行推按，自上而下，反复操作 3~5 次，并点按肺俞穴和胃俞穴各 21 次。

（2）沿下肢外侧，用手掌自上而下反复按揉 3~5 次，并用手指点按足三里穴 21 次，以出现酸胀感为宜。

（3）在小腿内侧用手掌自上而下按揉 3~5 次，要求动作轻快，然后点按三阴交穴、涌泉穴各 21 次。

（4）沿足部足阳明胃经，用手掌自上而下推按 10 次，并在足三里穴按揉半分钟,以感觉发胀为宜。

（5）用手指从手腕至指端,沿手阳明大肠经、手少阳三焦经、手太阳小肠经按揉5～10次。

（6）沿足太阳膀胱经,用手自上而下摩擦,并按揉该经络上的肺俞、胃俞、小肠俞、三焦俞。

（7）用手在足少阴肾经通行的范围由下而上轻快地摩擦。

经常运动对痤疮患者有哪些益处

运动既能减轻痤疮患者的症状,还能抑制皮肤的老化速度,使皮肤更加年轻和健康。益处主要体现于以下方面:

（1）抑制雄激素分泌。运动可加快皮肤细胞中营养物质的循环和输送,清除多余杂质,促进胶原蛋白的生成,保持肌肤健康状态;还可以减少脱氢异雄酮和二氢睾酮等雄激素的释放,从而抑制粉刺生长。

（2）清洁皮肤。运动能够增加排汗量,清洁汗毛孔,从而有效防止粉刺生长。

（3）消除多余脂肪。运动可以消耗多余的皮下脂肪,使肌肉更有力量,骨骼更加强壮,皮肤更有弹性,对痤疮症状的缓解十分有益。

（4）促进面部血液循环。运动时,面部肌肉处于放松状态,不但能有效减少皱纹还能促进面部皮肤的血液循环,疏通毛囊皮脂腺,从而减轻痤疮症状。

提醒注意的是:痤疮患者在运动时要注意及时补充水分。这是因为,适量饮水有利于加速血液循环,及时排出积聚在皮肤细胞中的毒素,可使运动防治痤疮事半功倍。

治疗痤疮主要有哪些办法

（1）局部治疗：以外用药物为主，适用于症状较轻的痤疮，常用的药物有抗生素类药物、壬二酸、过氧化苯酰和维甲酸类药物。

（2）全身治疗：适用于中度以上、炎症明显的痤疮患者，主要药物有口服抗生素类药物、口服激素类药物和13-顺维甲酸等。常用口服抗生素有四环素、红霉素等。四环素是最常用的抗生素，疗效显著；红霉素虽然疗效很好，但长期服用会对肠胃产生较大的不良反应。口服激素类药物和13-顺维甲酸需在医生的指导下应用。

用茶多酚治疗寻常痤疮会收到什么效果

茶多酚是茶叶中含有的一种多酚类化合物，临床用于治疗寻常痤疮，疗效显著，与维甲酸乳膏疗效相当。茶多酚主要具有以下优点：

（1）茶多酚是一种天然抗氧化剂，具有强大的清除自由基的作用和独特的生物活性。

（2）医学研究表明，茶多酚在抗氧化、抗菌、抗辐射、抗肿瘤等方面具有显著功效。

（3）茶多酚可通过抑制 5α - 还原酶的活性，从而调节激素的活性，抑制皮脂腺的分泌，减轻和消除痤疮症状。

（4）能有效抑制棒状杆菌，对预防及治疗粉刺和痤疮疗效显著。

（5）茶多酚具有安全、廉价、不良反应小等特点，适合各种类型、不同程度的痤疮患者使用。

哪些西药对治疗痤疮有一定的疗效

（1）四环素：可能抑制痤疮丙酸杆菌，具有对白细胞趋化性的抑制作用，能使皮脂中游离脂肪酸浓度明显下降，从而治疗痤疮。

（2）红霉素：具有广谱抗菌作用，有助于痤疮的消退。

（3）米诺环素（美满霉素）：为半合成四环素抗生素，其抗菌作用在四环素类抗生素中较强，对其他抗生素类药物不敏感的患者可选用。

（4）克林霉素（氯洁霉素）：抗菌作用强，适用于炎症重或对四环素耐药的患者。

（5）甲硝唑：具有广谱抗厌氧菌和抗原虫的作用，临床主要用于预防和治疗厌氧菌引起的感染。

（6）维 A 酸（维甲酸）：系体内维生素 A 的代谢中间产物，可抑制滞留的角化过度，防止新的阻塞和炎症形成，减少皮脂分泌和粉刺形成，对结节和囊肿性皮损效果好。

（7）乙烯雌酚：为人工合成的非甾体雌激素，具有抗雄激素的作用，从而抑制痤疮。

（8）黄体酮：病情严重以及月经前加重的女性患者可在经前 10 天肌内注射黄体酮。

（9）抗雄性激素：包括螺内酯（安体舒通）、酮糠唑、西咪替丁、甲氰咪胍、复方炔诺酮等，能降低皮肤表面游离脂肪酸含量和减少皮肤表面细菌数，从而阻止或（和）减轻毛囊及其周围不同程度的炎性反应而达到治疗作用。

（10）氨苯砜：有抗炎作用，适用于囊肿性和结节损害。

（11）锌制剂：具有抑制毛囊角化或炎症的作用。

（12）维生素 B_2、维生素 B_6，复合维生素 B，维生素 A，维生素 E。

（13）异维 A 酸：适用于重型痤疮，尤其适用于结节囊肿型痤疮。

哪些中成药对治疗痤疮有一定的疗效

（1）六神丸：可治疗热毒疮痈。

（2）绿药膏：清热解毒，护肤生肌，对痤疮的疗效较好．

（3）当归苦参丸：活血化瘀，清热除湿。用于面生粉刺疙瘩，或有脓疱者。

（4）清热暗疮：清热解毒，凉血散瘀，用于痤疮。

（5）金花消痤丸：清热泻火，解毒消肿。用于肺胃热盛所致痤疮、粉刺、口舌生疮等。

（6）化瘀祛斑胶囊：疏风清热，活血化瘀。用于痤疮、粉刺。

（7）百癣夏塔热片：清除异常黏液质，胆液质及败血，清肿止痒。

（8）丹参酮胶囊：抗菌消炎。用于痤疮。

（9）丹栀逍遥丸：疏肝解郁，益气健脾，养血清热。

（10）栀子金花丸：清热泻火，凉血解毒。

（11）清热暗疮丸：清热解毒，凉血散瘀。用于痤疮、疖痛。

（12）当归苦参丸：活血化瘀，清热除湿。用于痤疮、脓疱。

哪些中草药对治疗痤疮有一定的功效

（1）当归：活血补血。用于痈疽疮疡。

（2）白芷：祛风散寒，通窍止痛，消肿排脓，燥湿止带。

（3）黄药子：解毒消肿，化痰散结，凉血止血。用于痈肿疮毒；外用治疮疖。

（4）荆芥：解表散风，透疹消疮。

（5）牡丹皮：清热凉血，活血祛瘀。用于温毒发斑、痈肿疮毒。

（6）赤芍：清热凉血，散瘀止痛。用于温毒发斑，痈肿疮疡。

（7）土茯苓：除湿，解毒，通利关节。用于痈肿，瘰疬，疥癣，疮疡等。

（8）白鲜皮：清热燥湿，祛风解毒。用于湿热疮毒，黄水淋漓，湿疹，疥癣疮癞等。

（9）青黛：清热解毒。用于疮肿、丹毒。

（10）金银花：清热解毒，凉散风热。用于痈肿疔疮，喉痹，丹毒。

（11）黄芪：补气固表，利尿托毒，排脓，敛疮生肌。用于痈疽难溃，久溃不敛。

（12）鸡冠花：凉血止血，清热收敛。用于血热发斑之症。

荨麻疹的养护、保健与治疗

什么是荨麻疹

荨麻疹俗称风疹块,中医称瘾疹。是由于接触过敏原,致使皮肤黏膜血管发生暂时性炎性充血与大量液体渗出,造成局部水肿的一种常见的皮肤黏膜过敏性疾病。

荨麻疹的主要症状是怎样的

荨麻疹的主要症状为,在接触过敏原后,身体不特定的部位会冒出若干块形状大小不一的红色斑块,并伴有瘙痒感;也可表现为大小不等、形态不规则的苍白色扁平疙瘩,多时会融合成大片,同时伴有明显瘙痒。皮损严重时会遍布全身。如果没有隔离过敏原或未接受及时治疗,出疹发痒的症状会加剧。

荨麻疹发病有哪些特点

有些荨麻疹虽然发病快,但消退也快,一般 24 小时内可

皮肤病的治疗与调养

自行消退；但有些则可持续数月或数年之久。发病时奇痒难忍，并伴有发热、腹痛、腹泻或其他全身症状。儿童患者常伴有发热和胃肠道症状，有些儿童患者则可合并手足、眼睑，甚至整个面部局限性水肿。80%的荨麻疹为急慢性荨麻疹，其余20%为胆碱能性荨麻疹（遇热型）、寒冷性荨麻疹（遇冷型）、丘疹性荨麻疹（虫咬感染型）、人工性荨麻疹（皮肤划痕症型）等。

引发荨麻疹的原因都有哪些

引起荨麻疹的因素很多，但以食物中的动物蛋白质致敏最为常见。常见的发病因素有：

1. 药物引起

（1）具有抗原性质的药物，如青霉素、血清、痢特灵、疫苗、磺胺类药物等，可由变态反应引起荨麻疹。

（2）组胺释放药物，如阿司匹林、吗啡、可卡因、奎宁、肼苯达嗪、阿托品等，能直接使肥大细胞释放组胺，从而引发荨麻疹。

2. 食物引起：一些含有特殊蛋白质的鱼、虾、蟹、鸡蛋、牛奶等，为常见致病因素。某些肉类及植物性食品，如草莓、可可、番茄、核桃、腰果、蘑菇、胡椒、大蒜及部分香料等，也可诱发荨麻疹。此类荨麻疹多属Ⅰ型变态反应。

不新鲜的食品腐变后形成的碱性多肽被人体摄入以及未被消化的蛋白食品以多肽的形式被人体吸收，均可引起组胺的释放而导致荨麻疹的发生。

3. 感染引起：包括细菌性感染、病毒性感染、真菌性感染与寄生虫感染(如螨、跳蚤、臭虫等),可引起Ⅰ型或Ⅱ型变态反应。最常见的是上呼吸道感染病毒和金黄色葡萄球菌,其次为肝炎病毒。当感染症状明显时,荨麻疹只是感染的症状之一,且病因较明确。而某些慢性感染(如鼻窦炎、扁桃体炎、慢性中耳炎、齿槽脓疡、龋病等)症状并不明显,这时出现荨麻疹,则很难找到原因。

4. 由动物、植物及吸入物引起:如被昆虫叮咬、接触动物皮屑、羽毛、某些纺织品,及吸入花粉、尘土、白念珠菌、真菌孢子等,均可诱发荨麻疹。

5. 由物理、化学因素引起:如冷、热、日光、摩擦及物理性、机械性刺激,或某些化学物质进入人体,均可引起发病。

6. 遗传因素:有些荨麻疹可有家族史,如家族性冷性荨麻疹等。

7. 精神因素:紧张、冲动、焦虑、愤怒等情绪,均可使神经系统释放乙酰胆碱,引起荨麻疹。

8. 内分泌改变引起:女性月经、绝经、妊娠等时期,体内黄体酮含量发生变化,均可诱发荨麻疹。

9. 系统性疾病引起:系统性红斑狼疮、淋巴瘤、癌肿、传染性单核细胞增多症、甲状腺功能亢进、风湿病和类风湿关节炎、高血脂等系统性疾病,也可成为荨麻疹的发病原因。

荨麻疹的具体症状有哪些

荨麻疹以皮肤、黏膜的局限性、暂时性、瘙痒性潮红斑和风团为典型症状,具体表现为以下诸多方面:

(1)皮疹为风团、潮红斑,大小不等,形状各异。常突然

皮肤病的治疗与调养

发生,成批出现,数小时后迅速消退,不留痕迹。可反复发作。

(2)在风团出现前几分钟,局部常有痒、麻或针刺感。

(3)有的患者在荨麻疹出现数小时或一两天内,有瘙痒、食欲不振、腹痛、恶心、呕吐、胸闷、心悸、呼吸困难、头痛等症状,少数患者有发热、关节肿胀、低血压、休克、喉头水肿、窒息等症状。

(4)急性荨麻疹患者高热可达 40℃以上,血压可降低,甚至发生昏厥和休克。

(5)风团大小及数目不定,可出现于任何部位。大多数患者只出现风疹块而无其他症状。

(6)风团为扁平、发红或淡黄、苍白的水肿性斑,边缘有红晕。

(7)风团呈环形的,称为环状荨麻疹。

(8)几个相邻的环形风团可以相接或融合而成地图状,称为图形荨麻疹。

(9)皮损中央有瘀点,称为出血性荨麻疹,肾脏及胃肠可同时出血。

(10)风团中有水疱,称为水疱性荨麻疹;有大疱时,称为大疱性荨麻疹。水疱或大疱可发生在看似正常的皮肤上,常有红晕,易发生在儿童身上。

(11)风团往往在 1 小时至 2 天内自然消失,常有新的皮损陆续出现,风团已消失处在 24 小时内一般不再发生新损害。风团消失后,皮肤恢复正常,如有暂时的色素斑,称为有色素沉着荨麻疹。

(12)病程不定,有的患者在一天内可发生数次皮疹,数天或数周后停止发作,称为急性荨麻疹。不少患者天天发生皮疹,或屡次出现、加重、缓解或消失,可达数月或若干年之久,称为慢性及特殊类型荨麻疹。

(13)在皮肤划痕试验中,部分病例呈阳性反应。

荨麻疹可分哪些类型

具体地说,荨麻疹可分急、慢性,两者区别如下:

(1)急性荨麻疹:这是一种皮肤黏膜小血管扩张、渗透性增加的局限性水肿反应,可由多种病因引起。发病时,整个皮肤炎症系统被激活。因此,在急性荨麻疹的发病机制中,除了已明确的组胺外,其他递质也起到协同作用。特点是发作迅速,出现风团、皮疹,全身瘙痒,可伴有高热等症状,严重者出现血压下降甚至休克。

(2)慢性荨麻疹:是指患者不断发生风团皮损,病情轻重与发病情况也可因个体情况不同而有很大差异。主要的症状是皮肤瘙痒难忍,出现大小不等、形态各异的风团。风团可为圆形、椭圆形,孤立分散或融合成片。风团大时,可呈苍白色,表面毛孔显著,似橘皮样。风团此起彼伏,严重者会出现心慌、烦躁、恶心、呕吐,甚至可出现血压降低等过敏性休克症状,部分患者可出现腹痛、腹泻症状,严重者可导致窒息。慢性荨麻疹病程较长,可达数月、数年、甚至是数十年之久。

哪些属特殊类型的荨麻疹

特殊类型荨麻疹主要有蛋白性、水源性、人工性、血管炎性、色素性、水肿性、日光性、热性、寒冷性、药物性、胆碱能性、压迫性、黄体酮性等。其特点分别如下：

（1）蛋白性荨麻疹：一般在过量食用鱼、虾、蟹、鸡蛋、牛奶、肉类等蛋白质含量较高的食物后发病，由于食物中的蛋白质未被充分消化所致。症状表现为皮肤充血、发红，出现风团，常伴有头痛、乏力。一般病程很短，只持续1～2日。

（2）水源性荨麻疹：当接触水或出汗后，在毛孔周围出现的细小且瘙痒感明显的风团。

（3）人工性荨麻疹：可单独发生或与其他类型的荨麻疹同时存在。患者先感到局部皮肤瘙痒，抓挠后出现与抓痕一致的线状风团。衣服紧压处（如腰带、袜带、袖口）可出现风团。停止刺激后，风团很快消退。

（4）血管炎性荨麻疹：炎性介质损伤血管内皮细胞，出现血管炎症，可伴有不规则发热，继而皮肤出现风团皮疹，持续时间长，消退后可能遗留色素斑或脱屑，有痒感，伴有四肢关节疼痛及肿胀、淋巴结肿大、腹部不适等症状，晚期可出现肾脏损害。常为皮肌炎、变应性血管炎的早期症状。

（5）色素性荨麻疹：症状表现为，有圆形、椭圆形色素斑或色素性结节，抓挠摩擦后变红发胀，留有色素斑。

（6）水肿性荨麻疹：是由于真皮深部和皮下组织过敏，导致血管扩张所形成的局部性水肿。发病迅速，可瞬间出现皮肤水肿，病情易反复。多突发在脸部、四肢及全身；少数患者可因发生在咽部和呼吸道而造成窒息，如不及时救治，可导致死亡。

（7）日光性荨麻疹：皮肤暴露于日光下数秒至数分钟后，暴露部位出现皮疹、瘙痒、红斑等反应，皮疹多为风团和血管性水肿。此类荨麻疹多发于女性人群。

（8）热性荨麻疹：由于局部受热而发生的荨麻疹。局部皮肤受热5分钟后可发生风团样反应，用冷水冲洗可使皮损迅速消退。

（9）寒冷性荨麻疹：可分为家族性寒冷性荨麻疹和获得性寒冷性荨麻疹，是由寒冷所致的物理性荨麻疹。患者受到寒冷刺激后，局部皮肤出现水肿和风团。

（10）药物性荨麻疹：由于输血、接种疫苗或服用药物引起。皮损以风团（尤其是环形风团）最为常见，或有中毒性红斑、结节性红斑，还可伴有发热、皮疹。

（11）胆碱能性荨麻疹：由运动、摄入热饮料或食物、出汗及情绪激动等因素诱发。症状表现为直径1~3毫米的小风团，周围有明显红晕，有时可见到卫星状风团，可见于全身。部分患者可合并腹痛、恶心、流涎、头痛、眩晕等全身症状。皮疹可持续1小时或更久，也可反复发作数月或数年，但通常可自行缓解。

（12）压迫性荨麻疹：在皮肤受到重物长时间（4~6小时）压迫后发生，受压局部发生弥漫、边界不清的水肿性疼痛斑块，累及皮肤及皮肤组织。易发生于掌、跖和臀部。有时可伴有畏寒、头痛、关节痛、全身不适等症状。发病机制与激肽有关。

（13）黄体酮性荨麻疹：发生于女性月经前期和中期，是由于体内黄体酮含量变化所导致。

胆碱能性荨麻疹的主要症状是怎样的

胆碱能性荨麻疹属于遇热后出现荨麻疹的症状。当患者体温增加时，增热的血流刺激大脑的体温调节中枢，使胆碱

能性神经兴奋,并释放乙酰胆碱,而患者身体对乙酰胆碱过敏,因此会出现以下症状:

(1)明显感到有针刺感或瘙痒感。

(2)一般在遇热、情绪激动或运动后出现症状。当停止运动或心情平静时,皮疹可自行消退。症状严重者,要经过数月或数年才能完全消退。

(3)常在躯干和肢体近端皮肤(腋、掌跖除外)出现直径2毫米左右的红色小丘疹样风团,风团消退后不留痕迹。

(4)严重者可伴有消化道症状,如腹痛、腹泻等。

寒冷性荨麻疹的主要症状有哪些

寒冷性荨麻疹是荨麻疹的一种常见类型,其临床表现主要是,当身体暴露在寒冷条件下,不同部位会出现瘙痒及风团。皮肤损害可以局限于寒冷条件下暴露部位或接触寒冷物体的部位,多见于面部、手部、口腔黏膜,也可累及其他部位;自觉瘙痒,甚至伴有头痛、寒颤、腹泻以及心跳过速、皮肤潮红、低血压等全身症状,严重者甚至出现休克。

接触冷水、冷空气或食用寒凉食物后出现风团或其他荨麻疹样皮损,就应当考虑本病。对于少数患者而言,局部寒冷刺激不能诱发荨麻疹,需要全身性寒冷刺激才可引起泛发性风团。此外,遗传性寒冷性荨麻疹常发生于婴幼儿时期,在接触寒冷物质后发生皮疹,皮疹为红斑和风团,伴有发热、怕冷、关节痛、头痛等全身症状。

儿童荨麻疹的发病原因有哪些

儿童荨麻疹多为过敏性荨麻疹,常见病因为食物和感染。婴幼儿时期开始增加辅食，此时鸡蛋、肉松、鱼松、果汁、蔬菜、水果都可成为过敏原。如婴儿以母乳、牛奶、乳制品为主，引发荨麻疹的原因多与牛奶、乳制品及添加剂有关。学龄前期及学龄期儿童，还喜欢吃许多零食，导致食物过敏的机会也大大增多，果仁、鱼类、蟹、虾、花生、蛋、草莓、苹果、李子、柑橘、冷饮等，都可能成为过敏原。

2～6岁的儿童喜欢到室外、野外、树丛及傍晚的路灯下玩耍，往往易被蚊虫咬伤，或与花粉、粉尘、螨虫及猫、狗的皮毛接触，这些因素均可能引起过敏症状。婴幼儿期的孩子抵抗力偏低，容易患各种感染性疾病，如化脓性扁桃体腺炎、咽炎、肠炎、上呼吸道感染等，均可成为荨麻疹的诱发因素，一年四季皆有发病的可能。此外，一些儿童、青少年对药物（尤其是青霉素）过敏，容易引发荨麻疹。

过敏体质的儿童如果不及早进行脱敏治疗，彻底改变过敏体质，很容易并发过敏性湿疹、过敏性哮喘、过敏性鼻炎等其他过敏性疾病。

日常怎样预防荨麻疹

日常生活中，许多因素都可诱发荨麻疹，如某些食物、药物、吸入物、物理和化学刺激等，因此要降低荨麻疹的发作概率，就要找出病因，避免与其接触。如禁食易过敏的食物，忌食辛辣刺激或腥发食物；远离易引发荨麻疹的吸入物，如花粉、动物皮屑、烟雾、真菌孢子等；不滥用药物，如疫苗、青霉素、呋喃唑酮（痢特灵）等；避免暴晒、寒冷、潮湿等刺激，外出如遇此类天气，可以用护肤水、营养霜或防晒霜，做好皮肤保护工作。另外，精神紧张或过度兴奋、昆虫叮咬也易导致发病。

除了远离诱发因素，还要避免不良的生活习惯。如平时生活起居要有规律，饮食要均衡，注意适时增减衣服，避免受寒，并要加强体育锻炼，增强身体素质，从根本上消除发病的可能性。

荨麻疹的治疗原则是什么

由于荨麻疹病因复杂，过敏原广泛，因此明确病因是治疗及避免荨麻疹复发的关键，然后再根据不同的类型，选用不同的治疗方案。对于无法避免的过敏原，可采取脱敏治疗或预防性服药的方法。对急性荨麻疹（尤其是伴有全身症状者）应及时就诊；对慢性荨麻疹，患者可使用多联疗法或维持最小剂量长期用药。一般急性荨麻疹不需做辅助检查，而慢性荨麻疹则需要做变态反应原检测。具体包括以下几方面：

（1）尽可能祛除或避免一切可疑的致病原因。

（2）多采用内服抗组胺药物进行治疗，有全身症状者可使用皮质类固醇激素或对症治疗。

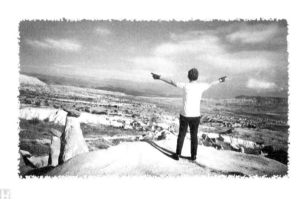

（3）对进行变态反应原检测呈阳性的患者进行脱敏治疗。

（4）有感染者可采用抗生素治疗。

（5）慢性荨麻疹患者可试用封闭疗法、自

血疗法、针刺疗法、氧气疗法、组织疗法等。

（6）外用安抚止痒剂，如炉甘石洗剂等。

治疗荨麻疹的民间疗法有哪些

（1）药酒疗法

处方：薄荷、苦参各 30 克，樟脑 10 克，白酒 600 毫升。

用法：药浸酒内 7 天后，去渣滤酒，加入樟脑粉混匀，用棉签蘸药涂擦患处。日洗 3 次。

疗效：用药 3 天，治丘疹样荨麻疹，有效率为 100％。治愈率为 92％。

（2）拔罐疗法

处方：凡士林、乙醇（酒精）各适量，火罐 1 个。

用法：先将凡士林一薄层于脐部，再将酒精滴数滴与火罐内，棉球引燃，火旺时将罐扣在脐眼侧位，5～10 分钟拔罐，日拔 3 次。

疗效：拔罐 1 天，有效率达 96.1％。

（3）熏洗疗法

处方：鲜红萝卜全株 1000 克。

用法：加水 6000 毫升，浓煎取液，熏洗上身，出汗为度，洗后避风。日洗 1 次。

疗效：熏洗 3～6 次，有效率为 100％，治愈率为 86％。

哪些西药对治疗荨麻疹有一定的疗效

（1）盐酸西替利嗪片：用于季节性或常年性的由过敏原

引起的荨麻疹及皮肤瘙痒。

（2）斯奇康：通过调节机体内的细胞免疫、体液免疫、刺激网状内皮系统，从而增强机体抗病能力。

（3）氯雷他定：能抑制组胺引起的过敏症状，可用于慢性荨麻疹、瘙痒性皮肤病，以及其他过敏性皮肤病。

（4）皿治林：用于缓解荨麻疹皮肤过敏症状。

（5）异丙嗪（非那根）：能起到拮抗作用，从而抑制组胺引起的过敏症状。

（6）苯海拉明：可与组织中释放出来的组胺竞争效应细胞上的 H_1 受体，从而制止过敏发作。

（7）安泰乐：有镇静止痒作用，适用于急慢性荨麻疹。

（8）赛庚啶：具有抗胆碱及抗组胺作用。适用于过敏反应引起的荨麻疹。

（9）氯苯那敏（扑尔敏）：用于控制过敏性荨麻疹症状。

（10）息斯敏：为长效的 H_1 受体拮抗剂，适用于季节性或常年性的慢性荨麻疹。

哪些中成药对治疗荨麻疹有一定的疗效

（1）防风通圣丸：解表通里，清热解毒。用于表里同病、气血俱实之荨麻疹。

（2）消风止痒冲剂：疏风清热，除湿止痒。用于风热束表证之荨麻疹。

（3）荨麻疹丸：祛风清热，除湿止痒。用于风热束表证之荨麻疹。

（4）银翘解毒丸：疏散风热，清热解毒。用于风热所致的急性荨麻疹。

（5）玉屏风散：防风固表，益气止汗。用于慢性荨麻疹。

（6）湿毒清：养血润燥，化湿解毒，祛风止痒。用于皮肤瘙痒症属血虚湿蕴皮肤证者。

哪些中草药对治疗荨麻疹有一定的功效

（1）白鲜皮：清热燥湿，祛风解毒。用于湿热疮毒、黄水淋漓、湿疹、疥癣疮癞等。

（2）苦参：清热燥湿。用于湿疹，湿疮，皮肤瘙痒，疥癣麻风。

（3）地黄：清热生津。用于发斑发疹。

（4）连翘：清热解毒。用于斑疹，丹毒，瘰疬，痈疮肿毒。

（5）牛蒡子：疏风散热，宣肺透疹。

（6）徐长卿：疏风解热，行气活血，发表透疹。

（7）芫荽：发表透疹，止痛解毒。

（8）防风：祛风解表，胜湿止痛。用于风疹瘙痒。

（9）荆芥：解表散风，透疹消疮。

（10）浮萍：发汗祛风，清热解毒。用于斑疹不透，风热痛疹，皮肤瘙痒。

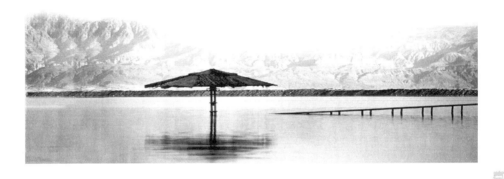

鱼鳞病的养护、保健与治疗

什么是鱼鳞病

鱼鳞病,旧称鱼鳞癣,中医称蛇皮癣,是一种常见的遗传性角化障碍性皮肤病。主要特征为对称发生于四肢伸侧或躯干部,常发病于皮肤干燥、粗糙处,伴有菱形或多角形、糠秕状的角化性鳞屑,有颜色较深的斑纹,好起白皮;皮屑边缘略翘起,外观如鱼鳞状或蛇皮状。患处由于汗腺减少,或汗毛孔被颗粒物堵塞,因此患者因排汗困难而感到周身不适,甚至有轻微发热、发痒等症状;冬季则出现皮肤皲裂、毛发稀疏干燥等症状。

鱼鳞病的发病特点是怎样的

70%的鱼鳞病属于遗传性疾病。根据遗传方式不同,可分为常染色体显性遗传寻常鱼鳞病、性联遗传寻常鱼鳞病、表皮松解性角化过度鱼鳞病、板层状鱼鳞病及局限性线状鱼鳞病。鱼鳞病在出生后不久即可发病,儿童期症状开始明显,成年后多数不会好转。寒冷、干燥季节会使病情加重,严重者皮肤将变厚，有灰褐色鳞屑和颜色较深的斑纹，并随着年龄增长波及全身；温暖、潮湿季节病情可缓解，皮损甚至可以完全消失。

鱼鳞病容易治疗，也容易复发，虽然对身体健康不构成直接的危害，但由于影响美观而使患者产生自卑心理，在精神上给患者造成极大的痛苦。

鱼鳞病的发病原因有哪些

鱼鳞病的发病是由于遗传原因导致体内热毒、血毒形成物质代谢障碍而引起的。这种代谢遗留物不易从肾脏排泄，却易附着于皮肤表面上。由于这种代谢遗留物的溶解受气温、湿度的影响很大，夏季时皮肤水分充足，这种物质处于被溶解处于液化状态，因此对皮肤的损害相对较轻；但是一进入秋天，气温降低，气候干燥，该物质一经分泌到皮肤表层就会迅速凝固，并且皮肤水分减少，无法有效溶解该物质，因此，该物质就凝结、沉积于皮肤角质层。

鱼鳞病发病后，一方面对皮肤产生损害，使皮肤角化速度大大加快，产生大量的鳞屑；另一方面由于堵塞了毛囊和汗腺导管，导致皮脂腺、汗腺分泌障碍，使皮肤无法得到滋润，变得异常干燥。由于全身皮脂腺、汗腺的分布差异以及患者体质的不同，皮脂腺、汗腺分泌代谢遗留物的多少也不相同，因此，不同类型的鱼鳞病患者在临床上表现的症状也不一样。

鱼鳞病通常分哪些类型

按不同症状和体征,鱼鳞病可分为 4 种类型,即:显性寻常型鱼鳞病;性连锁隐型鱼鳞病;表皮松解性角化过度鱼鳞病;板层状鱼鳞病。每种类型症状如下:

显性寻常型鱼鳞病症状是怎样的

主要表现为皮肤干燥,四肢伸侧和躯干(尤其是背部)覆盖灰白色、淡棕色或褐色菱形或多角性鳞屑,周边翘起,中央紧贴皮肤;上臂及大腿伸侧常有明显的毛囊角化性丘疹,波及手掌、脚趾。发病率高,其角化性鳞屑是因数层角质细胞不脱落堆积所致,多于出生后数月出现,5 岁左右最严重,青春期后症状可有所缓解,但随着年龄的增大或因治疗不当,病情可加重。

性连锁隐患性鱼鳞病症状是怎样的

出生后 3 个月内发病,仅限于男性,皮肤干燥、粗厚,皮损鳞屑大而明显,呈黄褐色、深棕色或污黑色大片鳞屑,往往遍布全身,以头面、侧面、耳前、颈部病情最重,四肢屈侧(如腋窝及肘窝)常被波及,腹部、背部较为严重。如面部受累,则仅限于耳前及颜面侧面,一般不发生毛囊角化。手掌、脚趾处皮肤正常,症状冬重夏轻,皮损不随年龄增长而减轻,有时症状反而加重。

表皮松解性角化过度鱼鳞病症状是怎样的

其为具有高畸变率的常染色体显性遗传病,临床少见。

出生后数月内发病，可有泛发性及局限性损害。泛发性患者出生时，全身有铠甲样多层鳞屑，出生后不久即脱落，出现泛发性潮红及鳞屑。剥除鳞屑即呈现湿润面，红斑可逐渐消失，可再发生较厚的疣状鳞屑。局部发病者仅在四肢屈侧及皱壁部位有较厚的鱼鳞状角质片。病情严重者，手足呈爪形。

板层状鱼鳞病的症状是怎样的

主要是常染色体隐性遗传，出生后全身即被一层棉胶状的膜紧紧包裹，约2/3的患者眼睑及唇外翻。数日后该膜脱落，皮肤呈弥漫性潮红，上面有灰白色或灰褐色、多角形或菱形大片鳞屑，鳞屑中央固定，边缘游离。往往对称性分布于全身，肢体屈侧、肘窝、腋窝和外阴等部位的症状较为明显。手掌、脚趾过度角化，指甲及毛发过度生长。病程迟缓，可终身发病。至成年期，红皮症可减轻，但鳞屑仍存在。

鱼鳞病可能引发哪些并发症

鱼鳞病相关综合征大多为常染色体隐性遗传方式障碍，可能累及多个器官或组织，危害性较大。鱼鳞病的相关综合征主要包括：

（1）鱼鳞病肝脾肿大共济失调综合征：表现为肝脾肿大、质硬，但肝功能正常；可能导致老年性痴呆以及肢体及躯干运动共济失调。

（2）毛干异常智能障碍鱼鳞病综合征：类似鱼鳞病样红皮病发干异常引起的脆发症智能障碍、生育力降低、身材矮小。

（3）鱼鳞病多发性神经炎共济失调综合征：表现为步态不稳、意向震颤和眼球震颤，并有四肢软弱远端肌无力甚至肌萎缩症状，还可出现神经性耳聋、嗅觉丧失。

（4）鱼鳞病竹状发遗传过敏综合征：患者多为女性，出生时或出生后不久即有弥漫性红皮病和脱屑症状，患者头发稀疏、细软、无光泽，发干表现出套叠性脆发，状如竹节。

（5）鱼鳞病痉挛性瘫痪智能障碍综合征：较为少见，表现为先天性肢体瘫痪和智能障碍。

（6）鱼鳞病侏儒智能障碍综合征：表现为侏儒、智能障碍和痉挛性瘫痪。

（7）智能障碍癫痫鱼鳞病综合征：多在婴儿期发病，主要表现为智能障碍和癫痫，有的患者还出现生殖器发育不全症状。

怎样控制鱼鳞病的病情发展

目前，鱼鳞病还没有根治的方法，但可以通过一些治疗方法来控制、减轻症状。首先，可以外用 10% 的尿素霜或皮肤屏障保护剂，增加皮肤的水合程度；其次，洗澡不要过频，同时在洗澡时忌用碱性强的肥皂或香皂，以免加重皮肤干裂；洗完澡后要在全身涂抹尿素霜或皮肤屏障保护剂；另外，可外用维 A 酸制剂，也有缓解症状的效果。

鱼鳞病是否会传染

鱼鳞病系遗传性疾病，根源在于染色体中的基因异常，是遗传性疾病。所以鱼鳞病可以遗传,但不会传染。

寻常型鱼鳞病遗传特点是什么

寻常型鱼鳞病是众多类型鱼鳞病中最常见、最多发的一种,其遗传方式主要有两种:

(1)常染色体显性遗传。其主要遗传特点为患者双亲中至少有一人患此病,每代人均有发病;发病概率为50%,男女发病率相等。

(2)性联遗传。也称 X 联锁遗传。其主要遗传特点为几乎全部见于男性发病,女性仅属于基因携带者,而发病极少。男性患者不将该基因遗传给儿子,却将该基因遗传给女儿,这些女性不发病但会携带该基因,她们若生育儿子则会将这一基因遗传给他们,其概率为50%,接受该基因的男性则会出现病症。

鱼鳞病患者日常生活中要注意哪十件事

(1)鱼鳞病患者一旦患感冒、扁桃体炎、咽炎等病症,不宜忽视病情,若不去诊治,会使鱼鳞病加重。

(2)清洗患处时,不宜强行剥离皮屑,以免造成局部感染,出现红、肿、热、痛等症状,影响治疗并使病程延长。

(3)夏天阳光充足时,不宜受太阳光直射或长时间暴晒。

(4)不宜受到风寒刺激,要时刻注意保暖。

(5)不宜用刺激性强的香皂、浴液洗澡。

(6)不宜吃羊肉、海鲜等食物。

（7）不宜吸烟、饮酒或吃辛辣的食物。

（8）不宜用凉水洗澡。

（9）不宜断断续续治疗，要持之以恒，以免使身体产生抗药性，不利于疾病的治愈。

（10）不宜轻易改变治疗方案，每种药物或治疗方法都需要一定的时间才能发挥作用，患者要耐心观察病情变化，不可草率从事。

预防鱼鳞病复发平时要做好哪十件事

（1）加强锻炼，增强体质。

（2）对症用药，积极治疗。

（3）宜常用矿泉水或淡盐水洗澡。

（4）患者应消除精神紧张因素，避免过于疲劳，注意休息。

（5）居住环境要干燥、通风、清洁。

（6）内分泌变化、妊娠均可诱发鱼鳞病或使其加重。

（7）抗疟药、β受体阻滞剂均可诱发或加重鱼鳞病，应避免使用。

（8）患者应多吃富含维生素、蛋白质、脂肪的食品，如新鲜水果、蔬菜、动物内脏、豆类等。

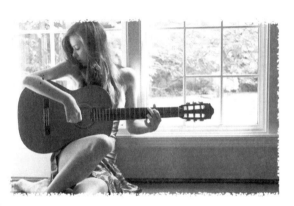

（9）患者宜多饮白开水，少喝茶、咖啡等刺激性饮品。

（10）鱼鳞病临床治愈后，其免疫功能、

微循环、新陈代谢功能等仍未完全恢复，一般需要 2~3 个月才可完全康复。因此，即使患者外表皮损完全消退，也应继续用药一个疗程进行巩固，将血液中的毒素清理得更彻底，以免复发。

鱼鳞病患者在冬季用甘油护肤有什么必要

鱼鳞病患者的主要症状为皮肤干燥、粗糙，有鳞屑、斑纹，排汗困难；冬季则会出现毛发稀疏、皮肤皲裂出血等症状。因此，保持肌肤水分是缓解鱼鳞病症状的关键。

鱼鳞病患者冬季可选择使用甘油来护肤。甘油吸水性能良好，十分有利于皮肤的保湿，而且没有任何副作用，适合长期使用。甘油还具有价格低廉，使用方便，不易污染衣物，容易清洗等优点。

使用方法：清洁皮肤后，立即将甘油涂于症状严重的发病部位，炎热、潮湿季节或者感觉皮肤不干燥时可以不用。鱼鳞病迁延难愈，患者的皮脂腺功能完全恢复到正常水平需要很长时间，所以最好每年冬季都适当在患处涂抹甘油，能有效控制和缓解症状。

西医治疗鱼鳞病常用哪些办法

目前，西医还没有根治鱼鳞病的方法，治疗目的是增加角质层含水量和促进正常角化，以缓解症状。

（1）全身治疗。使用维生素 A、13- 顺维甲酸、银屑灵或氨甲蝶呤等药物。

（2）局部可用增加角质层含水量、祛除过度角化的药物，如尿素软膏、维甲酸、水杨酸等。

（3）有皮肤感染者，可外用抗生素软膏辅助治疗。

（4）口服大剂量维生素 A，成人每日 10 万～30 万单位 (u)，儿童每日 1 毫克 / 千克体重。不可长期服用，否则会出现骨质脱钙、脱发和其他中毒症状。

（5）外用 10% 尿素脂、0.1% 维 A 酸霜或 20% 鱼肝油软膏等，对缓和皮肤干燥、脱屑、皲裂等症状有一定疗效。

哪些药物对治疗鱼鳞病有一定的疗效

（1）口服维生素 A：可减弱上皮细胞向鳞片状的分化，增加上皮生长因子受体的数量，保持皮肤湿润，缓解鱼鳞病症状。

（2）维 A 酸（维甲酸）系体内维生素 A 的代谢中间产物，可抑制滞留的角化过度，防止新的阻塞和炎症形成，减少皮脂分泌和粉刺形成，有助缓解鱼鳞病症状。

（4）醋酸去炎松尿素软膏（曲安缩松，尿素软膏）：属肾上腺皮质激素类药物，顽固皮肤病患者需长期使用。

（5）13- 顺维甲酸：适用于鱼鳞病。

（6）水杨酸：可以溶解角质间的构成形物质，使角质层产生脱落，促进皮肤表皮细胞快速更新。

（7）5% 乳酸或羟基丁二酸配制的亲水性软膏局部外用。

（8）鱼鳞病片：具养血、祛风通络的功能。对鱼鳞病皮肤干燥、粗糙瘙痒、僵硬及鳞屑等症有治疗效果。

（9）鳞立清胶囊：活血化瘀，健脾润燥，润肤生肌。

（10）祛鳞酊：有润肤祛鳞之功效。

（11）参归消鳞胶囊：有润肤祛鳞之功效。

哪些中草药对治疗鱼鳞病有一定的功效

（1）白鲜皮：清热燥湿，祛风解毒。用于湿热疮毒、黄水淋漓、湿疹、疥癣疮癞等。

（2）何首乌：解毒消痈。用于瘰疬疮痈。

（3）牛黄：清热解毒，活血散结。

（4）红花：散瘀止痛，敛疮生肌。

（5）蛇蜕：清热解毒，祛风止痒。用于鱼鳞病等。

（6）威灵仙：祛风除湿，通络止痛，消痰水，散癖积。

（7）防风：祛风解表，胜湿止痛。

（8）全蝎：解毒散结，镇痉止痛。用于鱼鳞病。

（9）桃仁：行血破瘀，消炎润肤。

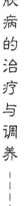

皮肤病的治疗与调养

湿疹的养护、保健与治疗

什么是湿疹

湿疹是一种常见的发生于表皮及真皮浅层的炎症性皮肤病,皮肤损害处有渗出潮湿倾向,因此得名。

中医是怎样论述湿疹的

中医学称湿疹为"湿毒疮"或"湿气疮"。所谓"毒"是指令身体产生排斥及敏感反应的热毒,这些热毒可能是由食物、药物或日常用品(如油漆、樟脑丸等)引起的;"湿"是指身体功能受湿阻以致呆滞。由于人体中有七成是水分,若水分运行滞涩不顺,身体便会处于"湿"的状态,症状表现为四肢沉重、水肿、脾胃不和、大便稀薄等。

湿疹的发病特点是怎样的

湿疹是由多种内外因素引起,其特点为自觉瘙痒难忍,皮肤损害形状各异,呈对称分布,虽可发生于任何部位,但最常见于面部、耳后、四肢屈侧、乳房、手部、阴囊等处。病程迁延难愈,易反复发作。

湿疹的分类与各自特点是怎样的

根据皮损特点可分为急性、亚急性和慢性湿疹。三者并无明显界限,可以相互转变。

急性湿疹有什么特点

自觉剧烈瘙痒,皮损多样化,红斑、丘疹、丘疱疹或水疱密集成片,易渗出,边界不清,周围散布小丘疹、丘疱疹,常伴有糜烂、结痂。如继发感染,可出现脓包或浓痂。处理适当则炎症减轻,皮损可在 2～3 周后消退。若常反复发作,可转为亚急性或慢性湿疹。

亚急性湿疹有什么特点

亚急性湿疹的特点是,当急性湿疹炎症减轻后,仍有剧烈瘙痒;皮损以丘疹、结痂和鳞屑为主,可见少量丘疱疹,有轻度糜烂。若治疗得当,数周内即可痊愈;反之,则可急性发作或转为慢性湿疹。

慢性湿疹有什么特点

慢性湿疹是因急性、亚急性湿疹反复发作不愈而转化;也可能是起初症状不明显时,因经常抓挠、摩擦或其他刺激,以致发病时即为慢性湿疹。其特点为患处皮肤浸润肥厚,表面粗糙,呈暗红色或伴有色素沉着,皮损多为局限性斑块,常见于手足、小腿、肘窝、乳房、外阴、肛门等处,边缘清晰。病程缓慢,可长达数月或数年,也可因刺激而急性发作。

湿疹的共同症状是什么

湿疹的临床症状因人而异,根据发病过程中的皮损表现不同,分为急性湿疹、亚急性湿疹和慢性湿疹 3 种类型。急性湿疹的损害多样化,初期为红斑,自觉灼热、瘙痒难忍;继而红斑上出现散布或密集的丘疹、小水疱,抓挠或摩擦之后,溃破而形成渗液面。一段时间后,急性炎症减轻,皮损干燥、结痂,有鳞屑,进入亚急性期。慢性湿疹是由急性、亚急性反复发作演变而来,或是开始时即呈现慢性炎症,常以局限于某一相同部位经久不愈为特点,表现为皮肤逐渐增厚,皮纹加深、浸润、色素沉着等,主要自觉症状是剧烈瘙痒。湿疹虽有上述的共同临床表现,但不同部位的湿疹,其皮损形态各有不同。

不同部位的湿疹各自症状是怎样的

(1)手部湿疹:发病率高,约占湿疹患者的 33％。主要因双手接触肥皂、洗衣粉、洗涤剂等刺激物质而引起。起病缓慢,皮损发生于手指、掌心,对称分布,皮肤浸润肥厚,表面干燥、粗糙、脱屑,冬季常出现皲裂。病情常因继发因素影响而加重,治愈较为困难。

(2)耳部湿疹:发病率较高,皮损多发于耳郭上部、耳后褶皱、外耳道等处,表现为红斑、渗液、结痂,自觉瘙痒难忍。

常由中耳炎或挖耳不当引起。

（3）乳房湿疹：多见于哺乳期妇女。皮损局限于乳头、乳晕，边界清楚，对称分布，表现为糜烂、渗液、皲裂，有瘙痒感或疼痛感。停止哺乳后多能自愈。

（4）阴囊湿疹：较常见，皮损局限于阴囊处，浸润肥厚，有薄屑，瘙痒难忍，如经常搔抓，则易出现红肿，并有轻度糜烂、渗液等现象。慢性的病程长，难治愈。

（5）女阴湿疹：为女性常见湿疹，常累及大小阴唇及周围皮肤，皮损界限清楚，表现为浸润性水肿，奇痒。月经及分泌物的刺激可使病情加重。

（6）肛门湿疹：皮损一般局限于肛门部位，表现为皮肤红肿、潮湿、浸润肥厚，自觉奇痒难忍，可发生皲裂。

（7）小腿湿疹：多由静脉曲张引起，较常见。皮损多发于小腿内侧，表现为丘疹、丘疱疹、糜烂、渗出、皮肤增厚、色素沉着，有时也会出现色素减退现象。

（8）婴儿湿疹：发生在婴儿头面部的一种常见的急性或亚急性湿疹，与食入或吸入某些过敏原、

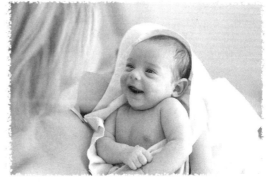

消化功能障碍、外界不良刺激有关。常在婴儿满月时发病，表现为红斑、丘疹、丘疱疹、糜烂、渗液、结痂，严重者可继发细菌感染，并伴有局部淋巴肿大。2岁左右多可痊愈。

诱发湿疹的因素有哪些

湿疹的发病是由多种因素互相作用所致，以下是常见的几种发病因素：

（1）遗传因素：某些类型的湿疹与遗传有密切的关系。

（2）环境因素：环境因素是湿疹患病率增加的重要原因之一，包括群体环境与个体环境。前者是指室外大范围的空气、水、土壤、放射源，以及大面积的过敏花粉植被、空气传播过敏原等。后者是指个体的生活环境，由于多数人长时间生活在室内，因此，个体小环境与湿疹的关系更加密切。

（3）感染因素：某些湿疹与微生物的感染有关，包括金黄色葡萄球菌、马拉色菌，以及气源性真菌，如交链孢霉、分枝孢霉、点青霉、烟曲霉、镰刀霉、产黄青霉、黑曲霉及黑根霉等。

（4）饮食因素：某些食物可引起食物的变态反应，从而诱发湿疹。

（5）药物因素：药物因素是某些湿疹（尤其是湿疹型药疹）的最主要的原因。

（6）其他因素：湿疹的产生还可能由过度疲劳、情绪激动、抑郁、忧虑、紧张、失眠等精神因素及日光、紫外线、寒冷、潮湿、干燥、摩擦等物理刺激所引起。此外，慢性肠胃疾病、慢性酒精中毒、肠道寄生虫以及新陈代谢障碍、内分泌失调等因素都是湿疹发生的原因。

湿疹有哪些危害

湿疹会导致继发性感染，如果不及时治疗，会诱发红皮病，引起渗出、脱屑等皮肤症状，甚至会导致营养不良、抵抗力下降，长期的皮肤充血还会引发心脏病。

湿疹对人的心理健康也构成一定的威胁。它会导致色素沉积，留下色斑，如果处理不当，严重搔抓，甚至可能留下瘢痕，这会使患者产生自卑、抑郁、烦躁等不良心态，影响患者的生活质量。

哪些饮食容易诱发湿疹

容易引起湿疹变态反应的食物主要有：

（1）富含蛋白质的食物：如牛奶、鸡蛋、羊肉等。

（2）海产类食物：如蛤蚌类、鱿鱼、乌贼等。

（3）具有特殊刺激性的食品：如酒、辣椒、芥末、胡椒、洋葱、生姜、生葱、生蒜等。

（4）某些生吃的食品：如番茄、杏仁、栗子、核桃、葡萄、荔枝、香蕉、菠萝、桂圆、芒果、草莓等。

（5）富含细菌的食品：如死鱼、死虾、死螃蟹，以及不新鲜的肉类。

（6）富含真菌的食品：如蘑菇、酒糟、米醋等。

（7）种子类食品：如各种豆类、花生、芝麻等。

（8）富含大量组胺成分的食物：香蕉、菠萝、茄子、葡萄酒、酵母、鸡肝、牛肉、香肠等。

环境因素与湿疹有什么关系

长期处于某些不良环境因素影响下，可导致人体免疫功能失调，久而久之身体会产生对环境的变态反应，从而引发湿疹。能够诱发湿疹的环境因素主要是指日益增多和复杂的环境性变应原，包括：

（1）服装类环境性变应原：如人造织物、人造皮革、印染剂、漂白剂、光亮剂、防蛀剂、防霉剂、坚挺剂等。

（2）食品类环境性变应原：如人造食品、方便食品、反季食品，以及用于食品生产的化肥、农药、人工饲料、饲料添加剂，用于食品加工的防腐剂、抗氧化剂、香料、色素、催熟剂、增稠剂等。

（3）居住类环境性变应原：如人造建筑构件、化学涂料、塑料制品、橡胶制品、人造纤维、胶合剂、防水剂，以及居室清洁剂、杀虫剂、各种电器产生的电磁辐射等。

（4）交通类环境性变应原：如化学燃料燃烧所产生的气体，制造汽车、舟船、飞机的材料，道路的沥青路面等。

（5）职业类环境性变应原：洗涤剂工厂中制造洗涤剂所用的酶制剂、塑料工厂的甲苯二异氰酸酯、橡胶工厂的乳胶、制药厂的抗生素及其他化学原料等。

（6）其他与生活方式有关的环境性变应原：如使用化妆品及饲养宠物等。

湿疹患者在日常生活中应怎样养护

（1）调整情绪。很多湿疹患者在湿疹急性发作期或慢性期，均可表现出不同程度的精神症状，如喜怒无常、躁动不宁、坐立不安、心烦难眠等；而在病情进入缓解期后，部分患者也会多愁善感、好疑善变，情绪常处于不稳定的状态。这些负面情绪对湿疹患者病情的缓解十分不利，因此，对湿疹患者进行心理治疗，帮助其调节情绪，使其处于放松、平和的精神状态，是防治湿疹的重要保障。

（2）合理饮食。皮肤病患者多"发于外而源于内"，尤其是湿疹患者多数体质较弱，故日常饮食的合理平衡尤为重要。应禁食虾、蟹、牛肉、羊肉、酒类及生冷、肥甘、辛辣之品，以免助湿生热。即使在缓解期，也应多吃水果、蔬菜、豆制品和甘寒养阴之品，如荸荠、菱角、藕、银耳、海参、瘦肉等食物，并以清蒸、清炖、凉拌、清炒、滑炒等方法烹调。

（3）避免接触过敏原。由于湿疹多由过敏引起，因此应尽量避免患者接触环境中的过敏原和强烈刺激物，过敏原明确者可采用脱敏疗法进行治疗，重视预防可降低湿疹的复发率。

哪些西药对治疗湿疹有一定的疗效

（1）维生素 C：能够帮助合成胶原蛋白，保持皮肤健康状态。

（2）派瑞松：用于伴有真菌感染或有真菌感染倾向的湿疹。

（3）氯苯吡胺（扑尔敏）：是效力最强的抗组胺药之一，可缓解湿疹过敏症状。

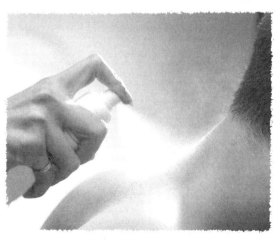

（4）氯雷他定：能抑

制组胺引起的过敏症状,可用于过敏性湿疹。

（5）他克莫司软膏：用于湿疹症状严重者。

（6）维 A 酸乳膏：可起到抗炎所用,缓解湿疹症状。

（7）醋酸曲安奈德乳膏：抗炎作用和抗过敏作用强、较持久,用于湿疹、皮炎。

（8）敏易清脱敏粉剂：可快速消除过敏症状,适用于治疗婴儿湿疹。

（9）苯海拉明：可与组织中释放出来的组胺竞争效应细胞上的 H_1 受体,从而制止过敏症状。

（10）阿司咪唑（ 息斯敏）：为长效的 H_1 受体拮抗剂,适用于季节性、常年性、过敏性湿疹。

（11）赛庚啶：具有抗胆碱及抗组胺作用,用于消除过敏反应。

哪些中成药对治疗湿疹有一定的疗效

（1）血毒丸：清血解毒,消肿止痒。用于经络不和、湿热血燥引起的湿疹。

（2）复方青黛丸：清热解毒,消斑化瘀,祛风止痒。用于湿疹。

（3）五花茶颗粒：清热,凉血,解毒。用于湿热蕴积肌肤所致湿疹。

（4）苦参丸：主治风证服脱胎丹后身发痒。

（5）防风通圣丸：解表通里,清热解毒。用于风疹湿疮。

（6）穿心莲片：清热解毒,凉血消肿。可缓解湿疹症状。

哪些中草药对治疗湿疹有一定的功效

（1）白鲜皮：清热燥湿，祛风解毒。用于湿热疮毒、黄水淋漓、湿疹、疥癣疮癞等。

（2）土茯苓：除湿，解毒，通利关节。用于痈肿，瘰疬，疥癣、疮疡等。

（3）苦参：清热燥湿。用于湿疹，湿疮，皮肤瘙痒，疥癣麻风。

（4）地黄：清热生津。用于发斑发疹。

（5）何首乌：解毒消痈。用于瘰疬疮痈，风疹瘙痒。

（6）艾叶：祛湿止痒，生肌生血。

（7）大飞扬草：清热利湿，祛风止痒。用于皮炎，湿疹，疥癣，皮肤瘙痒，外伤出血。

（8）岗松：祛风除湿，止痛止痒。外用治湿疹，皮炎，天疱疮，脚癣。

（9）荆芥：解表散风，透疹消疮。

（10）马缨丹：清凉解热，活血止血。用于湿疹。茎叶煎水洗治疥癞、皮炎。

（11）牛蒡子：疏风散热，宣肺透疹。

（12）徐长卿：疏风解热，行气活血。

（13）芫荽：发表透疹，止痛解毒。

（14）白粉藤：祛毒消肿。用于小儿湿疹。

皮炎的养护、保健与治疗

什么是皮炎

皮炎，是一种皮肤功能障碍性疾病，是由于皮肤对于化学制剂、蛋白、细菌与真菌等物质产生变应性反应，从而引发炎症所致。

皮炎的一般症状是怎样的

皮炎的一般症状表现为，皮肤出现脱皮、剥落、增厚、变色现象，且碰触时有瘙痒感。

哪些因素可引起皮炎

皮炎一般是因皮肤接触物理、化学刺激，使皮肤的保护屏障和血管调节功能受到损伤所致。其次，常用过热的水洗脸，过于频繁地使用香皂、洗面奶等皮肤清洁剂，长期使用化妆品，皮肤长时间暴露于紫外线照射中，都可能引发皮炎。

皮炎分哪些类型

根据皮炎的发病原因,一般可分为:

(1)球菌性皮炎:由球菌感染引起,如剥皮性皮炎。

(2)动物性皮炎:由某些昆虫咬伤皮肤,其唾液或毒液侵入皮肤引起的炎症,如螨虫炎、蠓咬皮炎。

(3)变应性皮炎:因皮肤对外界环境或刺激产生过敏反应而引起,如剥脱性皮炎。

(4)物理性皮炎:因皮肤接触放射性物质或长时间日晒而引起,如日光性皮炎。

(5)皮肤腺型皮炎:由皮肤腺分泌功能障碍所致,如脂溢性皮炎。

(6)神经性皮炎:由神经功能障碍所致。

皮炎有多少种

神经性皮炎、接触性皮炎、脂溢性皮炎、变应性皮炎、过敏性皮炎、日光性皮炎、药物性皮炎等十几种皮炎较为常见。

什么是神经性皮炎

神经性皮炎,又名慢性单纯性苔藓,是一种以皮肤苔藓样病变及剧烈瘙痒为特征的慢性炎症性疾病。

神经性皮炎的特点是怎样的

神经性皮炎症状表现为:颈部、肘部、膝部及骶部出现红斑、丘疹,融合成片,对称分布;皮肤表面粗糙,纹理加深,自觉瘙痒难忍,多见于成年人中。

神经性皮炎常由哪些因素诱发

神经性皮炎的发生与精神因素密切相关,也可由神经系统功能障碍引起,如大脑皮质兴奋和抑制过程平衡失调、情绪波动、精神紧张、过度疲劳、神经衰弱、失眠、焦虑、抑郁,以及消化不良、饮酒过量、食用辛辣食物等,均可诱发或加重皮炎。此外,抓挠、摩擦、日光照射、多汗、环境刺激、消化系统疾病、内分泌障碍、病灶感染等外部刺激和体内感染因素,也可诱发神经性皮炎或使病情加重。

神经性皮炎的主要症状是什么

临床治疗上,医学专家将神经性皮炎分为局限性和播散性。其常见症状为:

(1)苔藓样皮损:病变区域的皮肤呈苔藓样病变,呈暗褐色,干燥,有细碎脱屑,边界清晰,边缘可有小而散布的扁平丘疹,皮肤增厚,皮肤纹理加深。

(2)瘙痒:皮损区域有阵发性瘙痒,夜晚加重,会影响睡眠。

(3)局限性神经性皮炎:好发于颈部、膝部、肘部、骶部等部位,播散性神经性皮炎可泛发于全身。

神经性皮炎患者在日常生活中应注意哪些问题

(1)规律作息,保证睡眠。

(2)养成良好的个人卫生习惯,经常用温水清洁患处皮肤,以阻断感染因素。

（3）穿着质地柔软的衣物,以免刺激皮肤。

（4）避免食用海鲜、羊肉、辣椒、咖啡等食物,不要饮酒和吸烟。

（5）避免搔抓或用热水烫洗患处,要采取正确的止痒方式。

（6）克服焦躁情绪,保持心情舒畅。

为什么说神经性皮炎患者应加强心理调节

神经性皮炎虽然没有传染性,也不像有些病那样会给身体带来难以忍受的痛苦,但由于患者皮肤上有红斑、丘疹,往往令他人避而远之,使患者承受极大的心理压力。因此,神经性皮炎患者多有不同程度的精神紧张、抑郁、自卑感,如不敢去游泳、健身、理发等,害怕被人歧视。殊不知,精神紧张可诱发或加重神经性皮炎,对病情极为不利。由于神经性皮炎引起的躯体痛苦远不如心理痛苦大,所以加强心理治疗,提高患者生活质量,是治疗神经性皮炎的重要内容。

患者应多了解一些有关神经性皮炎的常识,经常和医生谈一谈自己的病情。如有可能,找一些病友交流一下各自的病情,尽量敞开心胸、放松心情,也可参加医患联谊交流会,彼此交流治疗心得,听医生介绍新的治疗方法等,都可以增加患者的自信心,辅助增强药物治疗的效果,从而达到治愈的目的。

对神经性皮炎有益的按摩保健怎样做

患者将3～5层纱布浸入自制按摩液（生地、肉桂、草乌、百部、细辛各 50 克,洗净后放入 2000 毫升、浓度为 95% 乙醇中,浸泡 3~6 天后过滤;50 克雄黄研为细末,加入滤液中,调匀)中,浸湿后拿出拧干,放于皮肤损害处按摩 30 分钟。每日 1 次,15 次为 1 个疗程。此外,同时配合以下按摩方法:

(1)用手掌根部按揉腹部 3~5 分钟。

(2)用拇指点按气海穴(位于腹部正中线上,肚脐下 1.5 寸处)、关元穴(位于腹部正中线上,肚脐下 3 寸处)各 1 分钟。

(3)用手掌根部在两侧腹股沟处各按揉 21 次。

(4)用手掌沿腹股沟方向,自上而下,推按 1~3 分钟,以局部感觉通透发热为宜。

上述按摩疗法能益肾补肝、疏通经络、滋养经脉,可有效减轻或消除神经性皮炎的症状。

神经性皮炎患者坚持体育锻炼有哪些益处

运动可对大脑皮质产生良好的刺激作用,加强大脑皮质的反应灵敏性,平衡大脑皮质兴奋和抑制过程,调节人体各项生理功能,所以适当地进行体育锻炼,有助于神经性皮炎的痊愈,从而改善皮损和瘙痒症状,防止病情的进一步发展。

神经性皮炎患者最好进行一些运动量适中、动作和缓的运动,如散步、打太极拳、做健身操等。散步的时间宜在清晨和黄昏,选择路面平坦、环境优美、较为安静的地点,行走的速度以个人没有不适感为佳,一般可控制在每小时 1000~2000 米,每次走半小时至 1 小时,早晚各走 1 次。在进行体育锻炼后,还可辅以温水浴,以促进身体血液循环,减轻皮肤瘙痒的症状。

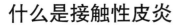

什么是接触性皮炎

接触性皮炎是指人体接触某种物质后,皮肤或黏膜因过敏或强烈刺激而发生的一种炎症。多数为急性发作,如反复接触过敏原,可演变成慢性。

中医是怎样论述接触性皮炎的

中医学理论认为,由于禀性不耐,皮毛腠理不密,一旦接触某些物质,如药物、化纤、花草等,就会引起邪毒外侵皮肤,郁而化热,邪热与气血相搏而发病;或由于素体湿热内蕴,复外感毒邪,两者相合,发于肌肤而成。而现代医学认为,接触性皮炎主要由过敏反应与直接刺激引起。

(1)过敏性:常见的过敏原有化学纤维、燃料、肥皂、洗衣粉、碱水、外用药物、避孕用具及药品、马桶、灌肠用品、卫生纸、肠道寄生虫、粪便及其分解产物等一切可能接触肛门的物品,通过表皮过敏作用而发生,主要由Ⅳ型变态反应——迟发性过敏反应引起。

(2)直接刺激:是由常见的刺激物质直接作用于皮肤而导致皮肤损伤。引起接触性皮炎的刺激物种类诸多,主要有以下几方面:

① 各种动物皮毛,某些动物,如蜂类、水母、螨、蝶、蛾等。

② 化学性物质,绝大多数接触性皮炎均系化学刺激物引起,如:药物、染料、洗涤剂、油类、化妆品、化学纤维、塑料制品、化工原料、避孕用具、表带、染甲油等。

③ 植物,主要包括芥子、巴豆、大蒜、荨麻、除虫菊等。

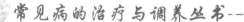

接触性皮炎的症状是怎样的

接触性皮炎的症状特点为，在接触部位发生边缘鲜明的损害，轻者为水肿性红斑，较重者有丘疹、水疱甚至大疱，更严重者则可有表皮松弛，甚至坏死。如能及早去除病因和做适当处理，可以治愈，否则可能转化为湿疹样皮炎。

怎样治疗接触性皮炎

治疗接触性皮炎要从以下方面入手：

（1）协助患者找出发病原因，避免再次接触。

（2）局部皮炎处可用温水或硼酸水、双氧水、醋酸铝溶液清洗，如有油脂应用植物油清洗，如皮炎处在肢端，可用温热高锰酸钾溶液浸泡或湿敷，每日 3～4 次，第一次清洗可用少许碱性肥皂或中性肥皂，肥皂水清洗后即用大量清水冲洗干净。

（3）避免再刺激。严禁用热水烫洗、摩擦、搔抓或进食刺激性食物。特别是儿童患者，一定要避免他搔抓。对较小的患儿在睡觉时可适当约束其手或戴上手套。

皮炎处红肿或有少量丘疱疹而无破皮或溢液化脓时，可用炉甘石洗剂涂擦，使患处保持干燥，同时还有止痒的功效，当炉甘石洗剂在皮肤上堆积时，必须用冷水冲掉后再重新上药。炉甘石洗剂具有散热作用，可使皮肤温度降低，对一般炎性反应有效。皮炎如有大量渗液糜烂时，可用高锰酸钾溶液 1：3 浸泡或湿敷，经湿敷后，皮肤可干燥，待皮肤干燥后可涂皮质激素类霜剂或其他止痒剂。

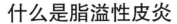

什么是脂溢性皮炎

脂溢性皮炎是指发生于皮脂腺分布较多的地方，如头皮、面部、胸部及皱褶部皮肤炎症。

脂溢性皮炎的发病特点是什么

本病易反复发作，常伴毛囊炎、睑缘炎，面部常与痤疮、酒渣鼻螨虫皮炎并发。多发生在皮脂腺分布较多的部位，如头皮、眼眶、眉间、耳后、腋窝、胸部、肩胛、会阴以及肛门周围等处。多见于30～50岁肥胖成年人中，新生儿也比较常见。

引发脂溢性皮炎的原因是什么

主要是因机体内皮脂腺分泌功能亢进，排出的皮脂过多，堆积在皮肤上，使堆积处皮肤发生慢性炎症性病变而引起。脂溢性皮炎其发病因素可能与遗传、精神、饮食习惯、缺乏B族维生素、嗜酒等因素有关。

脂溢性皮炎的症状是怎样的

脂溢性皮炎发生在头皮部位，开始为轻度潮红斑片，上覆灰白色糠状鳞屑，伴轻度瘙痒，皮疹扩展，可见油腻性鳞屑性地图状斑片；严重者会伴有渗出、厚痂、有臭味，可侵犯整个头部。可致使头发脱落、稀疏。面部损害多见于鼻翼、鼻唇沟和眉弓，有淡红色斑，覆以油腻性黄色鳞屑，常满面油光。胸部、肩胛部，初为小的红褐色毛囊丘疹伴油腻性鳞屑，以后渐成为中央具有细鳞屑，边缘有暗红色丘疹及较大的油腻性的环状斑片。皱褶部多见于腋窝、乳房下、脐部和腹股沟等处,为境界清楚的红斑、屑少,湿润,常伴有糜烂、渗出。

不同部位的脂溢性皮炎各有什么症状

脂溢性皮炎由于发病部位和皮肤损害程度不同,其临床表现亦有区别。

(1)头皮:开始为大片灰白色糠秕状或油腻性、鳞屑性斑片,一段时间后逐渐扩展成边界清晰的大斑片,严重者全部头皮均覆盖有油腻性斑片与厚痂,并伴有脂溢性脱发。

(2)面部、耳朵、耳后及颈部:常由头皮炎症蔓延而来,表现为黄红色油腻性鳞屑性斑疹或厚痂。

(3)胡须:有两种类型,一种表现为毛囊口轻度红肿、发炎,伴有小的淡褐色结痂,即须疮,治愈较为困难;另一种为播散性红色油腻性鳞屑,脓疱较深,累及整个毛囊。

(4)躯干:多发于前胸及肩胛骨。起初为小的红褐色毛囊丘疹,伴有油腻性鳞屑,随后逐渐形成细糠状鳞屑,其边缘有暗红色丘疹及大片浅黄红色、油腻性鳞屑的环状、圆形或椭圆形斑片,边界清晰,有时会出现色素减退现象。

(5)皱褶部:多见于体态较为肥胖的中年人,皮肤损害为播散性、摩擦性红斑,边界清晰,上面覆有油腻性鳞屑。

(6)四肢:皮肤损害表现为湿疹性斑片。

(7)婴儿:表现为圆形或椭圆形的红斑、鳞屑,边界清晰。在发病后3周至3个月可痊愈。

怎样治疗脂溢性皮炎

(1)严禁饮酒。因脂溢性皮炎的发生与消化功能失常,食糖、脂肪过多,及食刺激性食物有关,所以脂溢性皮炎患者一定不要吃辛辣刺激性的食物。

（2）内服药物。

① 维生素 B 族类制剂，如维生素 B_6、维生素 B_2、维生素 B_1。

② 有人主张服酮康唑或四环素。

③ 中医治疗：潮红、渗液、结痂时可以清热、解毒、利尿为治疗原则，可用龙胆泻肝汤加减。如仅有痒而无渗出时，应以养血、润燥、祛风、清热为治疗原则，可用祛风换肌散加减。

④ 中药治疗：可选有清除血液毒素，修复破损皮肤肌腠细胞效果的中成药。

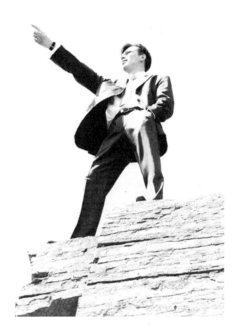

什么是变应性皮炎

变应性皮炎是指长时间接触某些刺激性物质之后，进而对这些物质产生过敏性反应而出现的一种皮肤炎症。

哪些人群容易感染变应性皮炎

据调查，清洁工人、家庭主妇、建筑工人和装修工人是变应性皮炎的高发人群。清洁工人、家庭主妇的双手常接触各种清洁剂，而建筑工人和装修工人则常接触化学涂料、胶合剂、稀释剂等，其皮肤因长期受刺激出现过敏反应，由于很难及时与过敏原隔离,往往进一步发展为皮肤炎症。

哪些物质容易造成变应性皮炎

最容易使人感染变应性皮炎的物质(即变应原)有 3 种,依次为:烙酸盐、树胶和镍。由于水泥中含有的烙酸盐也叫烙酸酯,是一种对皮肤刺激很强的化学物质,所以患变应性皮炎者,以常接触水泥者为最常见;其次是树胶,由于工作原因,有些工人需要长时间套上树胶手套,由此而产生过敏反应。镍是一种金属,有银白色光泽。长时间手持用镍制造的工具进行工作,或经常佩戴镍质的首饰,都很容易患变应性皮肤炎。

变应性皮炎的特点是什么

皮炎的皮肤病变不仅限于接触部位,常呈泛发性、对称性。皮疹消退较慢,少数病例即使脱离接触致敏物后,仍经久不愈,且常常复发。

变应性皮炎的症状是什么

变应性皮炎常表现为红斑、水肿、丘疹、水疱、大疱甚至溃烂,并伴有不同程度的瘙痒、疼痛或烧灼感。

怎样预防和治疗变应性皮炎

(1)应及时清除皮肤上残留的致敏物,暂时避免接触致敏物及其他促使病情加剧因素。

(2)局部治疗原则同刺激性接触性皮炎。

(3)瘙痒明显时,可口服抗组胺药物,如氯苯那敏、赛庚

皮肤病的治疗与调养

啶、羟嗪等,每日 3 次,每次 1 片。有时也可用 10% 葡萄糖酸钙 10 毫升,维生素 C 0.5 ~ 1 克或 10% 硫代硫酸钠 10 毫升静脉注射,每日 1 次。皮损广泛或反复发作显示高度敏感者,可考虑短期使用皮质类固醇激素,如泼尼松每日口服 40 ~ 60 毫克,待皮损好转时逐渐减量。亦可选用清热、解毒、利湿为主的中草药煎服。

(4)由于本病的发生属迟发性变态反应,即除接触变应原外,还与个体素质有关。一旦过敏,极微量即可激发,且这种过敏状态有时可持续较长时间。因此一旦反复发病,长期不见好转,可考虑调换工作,脱离有致敏物的环境。

什么是过敏性皮炎

过敏性皮炎是由过敏原引起的皮肤病,主要是指人体接触到某些过敏原而引起皮肤红肿、发痒、风团、脱皮等皮肤病症。

能引起过敏性皮炎的物质有哪些

能引起过敏性皮炎的物质很多,但归纳起来主要有以下三大类:

(1)动物:如各种动物皮毛,某些动物如蜂类、水母、螨、蝶、蛾等。

(2)化学性物质:绝大多数接触性皮炎均系化学刺激物引起,如药物、染料、洗涤剂、油类、化妆品、化学纤维、塑料制品、避孕用具、表带、染甲油等。

(3)植物类:主要包括芥子、巴豆、大蒜、荨麻、除虫菊等。

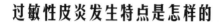

过敏性皮炎发生特点是怎样的

可分以下两大类：

（1）原发性刺激：主要由强酸、强碱、斑蝥和某些刺激性较强或浓度较大的化学物质引起。此类无个体选择性，且无潜伏期，任何人接触均可立即引起皮肤急性炎症

（2）变态反应（过敏反应）：此型表现主要是迟发性变态反应。是接触某种刺激因子（过敏原）作用于皮肤和黏膜后，仅有少数具有特异性过敏体质的人发病，初次接触后并不立即发病，而往往经过 4～20 天的潜伏期（平均 7～8 天）使机体先致敏，如再次接触该物质后，会在 12 小时左右（一般不超过 72 小时）即可发生皮炎。

过敏性皮炎患者在日常生活中应注意哪些事项

（1）发病期间忌食腥发食物，如海鲜、羊肉、鸡肉、鸭肉、鹅肉、香菇、竹笋等，以免加重病情。同时，由于患者脾胃虚弱，因此最好避免食用煎炸的食物。

（2）由于患者肤质敏感，因此要选择纯棉质地、宽松、透气性好的衣裤，尽量不穿丝、毛织品或人造纤维服装。洗衣后要多漂洗，以去除肥皂、洗衣粉、香料等残留物。

（3）保持适宜的居住环境，室温以 25℃左右为宜，相对湿度保持在 50%～60%，同时要做到不养宠物、不铺地毯、勤于打扫，以防止尘螨、毛、皮屑等物质诱发过敏症状。

（4）患者外出时，要避免阳光曝晒，出汗后要及时清洗；另外，不要去花草树木过多的地方，以防止花粉等物质引起过敏。

什么是日光性皮炎

日光性皮炎是由日光诱发的一种迟发性光变态反应性皮肤病。

日光性皮炎发生原因及症状是怎样的

有人认为主要由中波紫外线引起，也有人认为主要由长波紫外线引起。临床表现为多形性皮疹，可有红斑、丘疹、水疱、糜烂、鳞屑、苔藓样变，常以某种皮疹为主。主要表现以下类型：斑块形、红斑型、湿疹型、痒疹型和荨麻疹型。

日光性皮炎患者为什么应减少户外活动时间

日光性皮炎多发于夏季，在强烈日光的照射下，局部皮肤会出现急性红肿、水疱，还会诱发多型性日光疹。多型性日光疹通常发生在日晒后数小时至5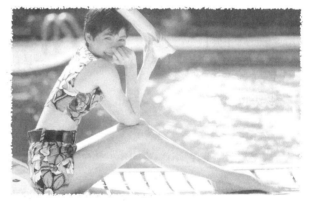天内，暴晒部位出现成片的红斑、水肿、丘疹、丘疱疹，甚至会有糜烂或渗出等症状，比普通晒伤严重很多。

日光性皮炎患者生活中要注意什么

日光性皮炎患者应注意避免接触光敏物质和被日光直接照射，防止病情恶化。在上午11时到下午2时这一紫外线辐射最强的时段,日光性皮炎患者应减少户外活动时间。外出时,最好穿浅色的长袖上衣及长裤,戴上遮阳帽、墨镜或打遮阳伞,涂抹防晒霜。同时,尽量忌吃含有光感性物质的食物,如小白菜、芹菜、菠菜、苋菜等。

什么是药物性皮炎

药物性皮炎,也称药疹。是各种药物通过各种途径进入体内后,引起皮肤、黏膜的各种不同的炎症反应。

容易引起药物性皮炎的药物都有哪些

有些过敏体质的人,在使用其他药物治疗某种疾病时,无意中会引发皮炎。那么哪些药物容易引发皮炎呢?

(1)砷剂:有的长期应用以后才出现皮疹。皮损往往为广泛的大疱、丘疹脓疱,严重时可引起剥脱性皮炎,少数人可引起副银屑病扁平苔藓、玫瑰糠疹或点斑状色沉着斑等损害。

(2)解热止痛类药物:常会引起猩红热样或麻疹样红斑固定性红斑、剥脱性皮炎等损害。

(3)安眠镇静类药物:可引起麻疹样红斑血管性水肿、多形红斑、扁平苔藓样皮炎固定型药疹及剥脱性皮炎。

(4)抗生素类药物:尤其是青霉素的注射,可引起过敏性休克反应迟缓。表现瘙痒症,麻疹样红斑,荨麻疹及血管性水肿,甚至剥脱性皮炎。

(5)类固醇皮质激素类药物:可引起猩红热样或麻疹样红斑药斑狼疮样皮疹、固定性红斑、严重剥脱性皮炎、恶性大疱性红斑或中毒性表皮松解。有的甚至可造成粒细胞减少症或固有障碍性贫血而死亡。

（6）免疫抑制剂和抗肿瘤制剂：常可引起脱发剥脱性皮炎、黄疸及嗜中性粒细胞减少或粒性细胞减少。

治疗药物性皮炎的原则是什么

（1）停用一切可疑致敏药物以及与其结构相似的药物。
（2）促进体内药物的排泄。
（3）应用抗过敏药或解毒药。
（4）预防和控制继发感染。

抢救重度药物性皮炎患者要注意哪些问题

药物的选择要结合病情而决定。尤其对于严重的药物性皮炎，要争分夺秒地适量应用皮质类固醇药物。待体温降至正常，皮疹的水疱及糜烂渐干燥，才可逐渐递减药量，在抢救中要注意水和电解质的紊乱情况，控制感染、注意心肝、肾、造血系统的功能，注意血糖，防止脑溢血的出现。如发现异常反应及时给予处理。

怎样预防药物性皮炎

在治疗疾病时首先要追问患者药物过敏史，对于容易引起药物性皮炎的药物禁止滥用。

对可引起过敏的药物要明显地写在病历上，以引起复诊医生的注意。并劝告患者避免用该药，或含有该药一些成分的药物，以及化学结构易引起交叉反应的药物。

青霉素、破伤风抗毒素、普鲁卡因等药物，应用前必须做皮试,而且准备好一切急救所必备的药品及措施。

各类皮炎患者秋季选油性药物治疗好处是什么

秋季天气干燥时,是皮炎的高发期,发病部位主要在四肢,尤其是小腿。表现为皮肤异常干燥,易掉皮屑,开裂、瘙痒,并伴有痛感。其发病原因包括以下几个方面:

(1)体质原因。过敏体质的人群容易发作。

(2)有些患者本身皮脂腺、汗腺分泌功能较差,皮肤上的油脂少,皮炎容易发作。

(3)秋季空气干燥,室外风大,室内湿度低,体表水分容易蒸发,易使皮肤变得干燥。

皮炎患者秋季治疗可选择外涂油性偏大的复方皮脂类固醇制剂。现在的制剂一般分为油包水(一般是软膏)和水包油(一般是霜剂)两种,水包油的霜剂不利于保持皮肤表面的水分,因此要用油包水的软膏。

皮脂类固醇软膏有止痒、消炎的作用,除了含有皮脂类固醇外,还有其他成分,对于大多数不明病因的皮肤瘙痒也有一定的治疗作用。一般发病时用 3～5 天即可停药,切忌用药时间过长。

哪些药物对治疗各类皮炎有一定的疗效

(1)皮炎平软膏:用于过敏性和自身免疫性皮肤炎症,如神经性皮炎、接触性皮炎、脂溢性皮炎等。

(2)去炎松软膏:用于神经性皮炎、接触性皮炎、脂溢性皮炎等。

（3）艾洛松：适用于神经性皮炎。

（4）尤卓尔：具有抗炎、抗过敏、止痒以及减少渗出作用，用于过敏性皮炎、脂溢性皮炎等。

（5）肤疾宁：有抗炎、抗过敏及止痒作用，能消除局部非感染性炎症引起的发热、发红及肿胀，用于局限性神经性皮炎。

（6）酮康唑：有抑菌杀菌作用，可用于治疗脂溢性皮炎。

（7）赛庚啶：具有抗胆碱及抗组胺作用，适用于日光性皮炎。

（8）皮康王：属酮康唑属吡咯类抗真菌药，适用于日光性皮炎。

（9）四环素：有抗菌消炎作用，可缓解皮炎症状。

（10）红霉素：具有广谱抗菌作用，有助于炎症消退。

（11）醋酸曲安西龙尿素乳膏：具有抗炎、抗过敏、止痒的作用，用于治疗神经性皮炎。

（12）氯苯吡胺（扑尔敏）：适用于日光性皮炎。

（13）复方硫黄洗剂、复方氯霉素酊、希尔生液、3%克霉唑霜、2%康特霜等均能缓解脂溢性皮炎症状。

（14）加味逍遥丸：舒肝清热，健脾养血。可缓解神经性皮炎症状。

（15）湿毒清胶囊：养血润

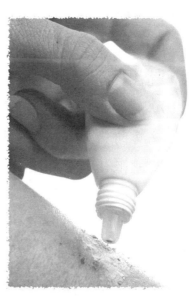

皮肤病的治疗与调养

燥,化湿解毒。用于属血虚湿蕴皮炎患者。

（16）防风通圣丸：解表通里,清热解毒。用于过敏性神经性皮炎。

哪些中草药对治疗各类皮炎有一定的功效

（1）鸡冠花：凉血止血,清热收敛。用于血热发斑之症。

（2）灵芝：提高免疫功能,抵抗过敏症状。用于过敏引发的皮炎。

（3）大飞扬草：清热利湿,祛风止痒。用于皮炎,湿疹,疥癣,皮肤瘙痒,外伤出血。

（4）岗松：祛风除湿,止痛止痒。外用治湿疹,皮炎,天疱疮,脚癣。

（5）马缨丹：清凉解热,活血止血。茎叶煎水可治皮炎。

（6）白花蛇舌草：清热散瘀,消痈解毒,消炎抗菌。

（7）地黄：清热消炎,发斑发疹。用于神经性皮炎。

（8）地肤子：祛风止痒,杀虫解毒。用于神经性皮炎、过敏性皮炎等。

（9）苍术：收敛燥湿,祛风止痒。用于脂溢性皮炎等。

（10）大黄：清热利湿,杀虫止痒。用于脂溢性皮炎。

（11）薄荷：疏散风热,透疹止痒。用于过敏性皮炎。

（12）金银花：清热解毒,凉散风热。用于日光性皮炎。

（13）黄芩：清热燥湿,泻火解毒。用于日光性皮炎。

（14）野菊花：疏风散热,清热解毒。用于皮炎、湿疹等。

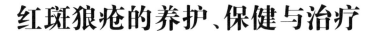

红斑狼疮的养护、保健与治疗

什么是红斑狼疮

红斑狼疮是一个累及身体多系统多器官，临床表现复杂，病程迁延反复的自身免疫病。"狼疮"一词来自拉丁语，到 19 世纪中叶，才正式使用"红斑狼疮"一词，当时仅指以皮肤损害为主的盘状红斑狼疮。由于红斑狼疮患者的颜面部或其他相关部位反复出现顽固难治的皮肤损害，有的还在红斑基础上出现萎缩、瘢痕、色素改变等症状，使面部变形，严重毁容，看上去就像被狼咬过的一样，因此而得名。

红斑狼疮发病特点是怎样的

红斑狼疮的发病特点是，起病稳匿或急骤，发作比较凶险，临床表现各异，且极易复发，久治不愈。其中盘状红斑狼疮损害以局部皮肤为主；系统性红斑狼疮除皮肤损害外，常累及多个脏器系统，因此更为凶险。约有 80% 的红斑狼疮患者有皮肤损害，皮损多对称出现。盘状红斑狼疮患者一般仅出现典型的盘状红斑；系统性红斑狼疮患者除盘状红斑外，

115

还会出现蝶形红斑、多形红斑、环形红斑、大疱性红斑。此外，红斑狼疮还可伴有口腔溃疡、关节痛、肾炎、神经系统损伤、血象异常等症状。

引发红斑狼疮的已知因素有哪些

红斑狼疮的病因尚不完全清楚，已经发现的因素有：

（1）遗传因素：是红斑狼疮发病的重要因素。据统计，在有红斑狼疮家族史的人群中，其发病率可高达 5% ~ 12%。具有红斑狼疮遗传基因的人，一旦遇到某些环境中的诱发条件，就会发病。黑人、黄种人患红斑狼疮的概率高于白人。

（2）感染因素：系统性红斑狼疮的发病与持续而缓慢地感染某些病毒有关。

（3）内分泌因素：雌激素可影响红斑狼疮的发病。红斑狼疮多发于育龄妇女，但在儿童和老年患者中性别比例几乎相同。男性睾丸发育不全者常发生红斑狼疮。另外，所有患红斑狼疮者，均有雌激素增高的现象。

（4）环境因素：环境因素可直接诱发红斑狼疮，包括物理因素（如紫外线照射）和化学因素（如药物）。在化学因素中，一些药物如甲基多巴、苯妥英钠、青霉胺、奎尼丁、普萘洛尔（心得安）等，可引起药物性狼疮或者加重红斑狼疮。

（5）其他因素：在日常生活中，例如饮食不当，吃了虾、蟹、韭菜、芹菜、蘑菇、无花果和一些豆荚类植物等，又如住进新装修的房屋，染发等都可以诱发红斑狼疮。

为什么说年轻女性尤要警惕红斑狼疮的发生

一提起红斑狼疮,许多人立即面容改色,恐惧万分。实际上红斑狼疮并不像一般人所以为的那样严重,患者不仅能继续参加工作,而且还可以结婚并生儿育女等。

此外,此病如果能在早期发现,往往病变只能侵犯皮肤,不会损害内脏,或虽然损害了内脏也较轻微,易于控制康复。

近年来红斑狼疮在全球范围内包括我国都有日渐增多的趋势。根据某些国家医院的估计,其发病率在不同地区由2.9／10万~400／10万,其流行情况已赶上类风湿关节炎。另外,此病以女性为主,男女之比为1∶9,在青春期甚至高达1∶30。这就是说,要早期发现红斑狼疮,青年女子尤要多警惕。

红斑狼疮早期症状有哪些

作为个人或家庭,要想早期发现红斑狼疮,必须掌握以下症状特点:

（1）面部有蝶形红斑。

（2）出现盘状红斑。

（3）有光过敏史。

（4）有关节炎但不伴有畸形。

（5）口腔出现

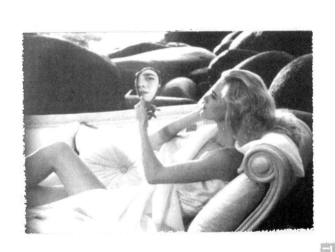

溃疡。

（6）患胸膜炎或心包炎。

（7）出现癫痫或有精神症状。

如能发现上述症状中的 3 种或 3 种以上，即可怀疑患有本病。

红斑狼疮复发的先兆有哪些

（1）关节痛、关节炎。以膝、腕、踝、肘、指、趾关节为主，一般出现最早，可为游走性。

（2）脱发。

（3）发热。发热是狼疮患者最普遍的症状。

（4）红斑。80% 以上患者有皮肤损害，是复发早期症状。多数在阳光或紫外线照射后出现。

（5）乏力也是狼疮患者普遍有的症状。

（6）腹痛、消化道不适，恶心、腹泻等，也是少数患者复发期最早出现的症状。

（7）红细胞沉降率（血沉）升高。

一旦捕捉到这些复发的蛛丝马迹，就要及时就医。治疗愈早对控制复发愈有利，并能缩短复发时间。

对于无红斑者怎样早期诊断是否为红斑狼疮

一旦患者面部有皮肤损害如蝶形红斑者，则早期诊断会容易一些，但从所有病例中发现，有 10%～20% 的红斑狼疮患者，早期完全没有皮肤损害（蝶形红斑），这就容易被误诊为其他疾病,如慢性肾炎、风湿病、血液病等。

因此,如果遇到有长期发热不退而又原因不明者,尤其是伴有多种器官损害或长期出现血液方面的异常,如白细胞减少、血小板减少、溶血性贫血等,这时候就应考虑到患红斑狼疮的可能性了。

红斑狼疮都有哪些类型

根据皮肤损害性质的不同,可分为:① 不全型(顿挫型);② 慢性盘状干燥型;③ 慢性盘状渗出型;④ 色素增生型;⑤ 慢性播散型;⑥ 急性播散型。

还有一种分类法是:① 隐性红斑狼疮;② 有特异性皮损而无系统症状者;③ 有特异性皮损又有系统症状者;④ 有系统性症状而无特异性皮损者。

第三种分类法是,不论有无皮损以外的症状,只根据皮损情况来分:① 慢性皮肤红斑狼疮,细分为局限性盘状红斑狼疮、泛发性盘状红斑狼疮、肥厚性盘状红斑狼疮、深部红斑狼疮;② 亚急性皮肤型红斑狼疮;③ 急性红斑狼疮,细分为面部、头皮、颈部、胸部、肩膀、臂伸面和手背红斑,以及大疱性或中毒性表皮枯解样损害。

研究人员认为,红斑狼疮是同一病谱性疾病,局限性盘状红斑狼疮和系统性红斑狼疮是这个病谱的两个极端类型,中间有亚急性皮肤型红斑狼疮和深部红斑狼疮等。

什么是盘状红斑狼疮

盘状红斑狼疮主要侵犯皮肤,是红斑狼疮中最轻的一种类型。少数可有轻度内脏损害，少数病例（约5%）可转变为系统性红斑狼疮。皮肤损害初起时为一片或数片鲜红色斑，绿豆至黄豆大，表面有黏着性鳞屑，以后逐渐扩大，呈圆形或不规则形，边缘色素明显加深，略高于中心。中央色淡，可萎缩、低洼，整个皮损呈盘状（故名盘状红斑狼疮）。损害主要分布于日光可照射到的部位，如面部、耳轮及头皮，少数可累及上胸、手背、前臂、口唇及口腔黏膜。多数患者皮损无自觉症状，但很难完全消退。新损害可逐渐增多或多年不变，损害疏散对称分布，也可互相融合成片，面中部的损害可融合成蝶形。盘状皮损在日光暴晒或劳累后加重。头皮上的损害可引起永久性脱发。陈旧性损害偶尔可发展成皮肤鳞状细胞癌。

什么是深部红斑狼疮

深部红斑狼疮又称狼疮性脂膜炎，属中间类型的红斑狼疮。皮肤损害为结节或斑块，位于真皮深层或皮下脂肪组织，其大小、数目不定，表面肤色正常或淡红色，质地坚实，无移动性。损害可发生于任何部位，最常见于颊部、臀部、臂部，其次为小腿和胸部。经过慢性，可持续数月至数年，治愈后遗留皮肤萎缩和凹陷。深部红斑狼疮性质不稳定，可单独存在，以后既可转化为盘状红斑狼疮，也可转化为系统性红斑狼疮，或与它们同时存在。

什么是系统性红斑狼疮

系统性红斑狼疮是一种全身性疾病，皮肤、肌肉、骨骼、心脏、肺脏、肝脏、脾脏、肾脏、大脑、眼睛、鼻子、耳朵、牙齿、头发均可出现病变，属红斑狼疮中最重的一种。症状主要表现为：发热、乏力、关节肿痛、肌肉酸痛、食欲减退、体重减轻、脱发、面部红斑、指端红疹、手足遇凉后变白或变紫、反复口腔溃疡、浅表淋巴结肿大、经期出血不止、皮肤紫癜、贫血、白细胞数下降、血小板数下降、头痛、幻觉、幻听、木僵状态、顽固性腹泻、呕吐、黄疸、心悸气短、不能平卧、胸腔积水、心包积液等。

目前，所有症状通常根据美国风湿病学会于 1982 年修订的分类标准分为：① 面部蝶形红斑。② 盘形红斑。③ 日光过敏。④ 口腔或鼻咽部溃疡。⑤ 非侵蚀性关节炎。⑥ 浆膜炎。⑦ 肾脏损害。⑧ 神经病变。如癫痫发作或精神病。⑨ 血液异常。包括溶血性贫血、白细胞减少、淋巴细胞减少或血小板减少。⑩ 免疫学异常。如狼疮细胞阳性、某几种抗体呈现阳性，或持续 6 个月的抗梅毒血清试验呈现假阳性。⑪ 抗核抗体呈现阳性。

临床上，在排除其他病症的前提下，如果具有上述 11 项症状中的 4 项或 4 项以上，均可诊断为红斑狼疮。

怎样防止红斑狼疮性心脏损害

系统性红斑狼疮累及心脏最常见的为心包炎（大约 30% 有心包炎），其次为心肌炎、心内膜炎（累及心脏瓣膜、出现血流动力学改变），并可出现各种心律失常，严重者出现心力衰竭死亡，防止重点主要为：

（1）一般患者可适当活动，大量心包积液、心力衰竭患者应卧床休息，有呼吸困难时，宜半卧位，并给予吸氧。

（2）多摄入高热量、高蛋白质、易消化、低热、高维生素饮食。

（3）日常要密切注意血压、脉搏、呼吸变化，有紧急情况立即通知医师处理。

（4）对心律失常患者应做好心电监护，严密观察病情，备好各种抢救药品和器械，病情发生变化，立即通知医师。

（5）利用抗心力衰竭药物时，要严密观察病情，在给药前要听心率和节律变化。用药时注意患者有无食欲不振、恶心、呕吐、腹泻、头痛、头晕及视物不清、黄视、绿视等改变，如有反应，应暂时停药并通知医师。

为什么说红斑狼疮患者克服心理障碍十分重要

红斑狼疮患者常见有脱发，面部皮疹，加上长期使用糖皮质激素产生的不良反应，会产生诸如肥胖、满月脸、水牛背

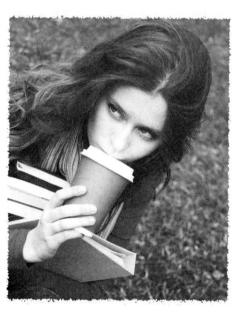

等外表上的变化；加上长期的疾病折磨，患者思想上的消极情绪非常大。特别是红斑狼疮患者大多是年轻女性，她们常常因此感到"无脸见人"，背上沉重的思想包袱，甚至悲观厌世。

这种长期的心理失衡，对红斑狼疮的治疗十分不利。红斑狼疮虽然是一种慢性疾病，但患者如果能正确对待自

己的病症，克服心理上的障碍及给予正确的治疗，以上诸多表现均是暂时的。

怎样在生活上照顾狼疮患者

（1）家属应理解红斑狼疮患者在肉体和精神上所承受的痛苦，给予安慰和支持，并向患者普及红斑狼疮知识，解除患者的恐惧心理和思想压力，增强其战胜疾病的信心，积极配合治疗。

（2）重症患者应卧床休息，不可进行任何体力劳动或体育运动。

（3）发热时，对患者进行常规护理，避免受凉，积极预防并治疗感冒。

（4）不宜晒太阳。室内阳光过强时，应挂上窗帘。

（5）禁止使用紫外线疗法进行治疗。

（6）不能服用感光药物（如中药补骨脂等），也不能食用光敏食品（如芹菜、韭菜等）。

（7）尽量不要外出。如必须外出，应做好防护措施，打遮阳伞、戴遮阳帽、穿长袖上衣和长裤。

（8）对于长期应用激素和免疫抑制剂治疗的患者，应注意是否有不良反应，积极预防并及时采取措施将其对身体的损害降至最小。

（9）生活要有规律，避免过度劳累，要保持乐观的心态和平和的情绪。

（10）饮食宜低脂肪、低盐、低糖，要注意补充蛋白质、维生素、钙等营养物质。忌食海鲜及辛辣食品；必须戒除烟酒。

皮肤病的治疗与调养

对红斑狼疮患者进行心理调解可采用哪些方法

（1）交谈法。护理人员与患者面对面交谈，要求护理人员有丰富的知识、敏锐的洞察力、优秀的语言表达能力及良好的性格。护理人员应根据患者不同的生活背景及具体病情，以病情和治疗为中心，以心理疏导为目的，针对性地解决患者的实际问题。交谈法包括解释性交谈、鼓励性交谈、劝导性交谈和沟通性交谈4个方面。

（2）主观心理治疗法。红斑狼疮患者以自身为主体，自由地表达对事物的观点和感受，其间不被干涉、打断和控制，护理人员和亲友应表现出对患者行为的理解和支持，与其产生思想上的共鸣。这样可以使患者感到自己受到平等对待与尊重，其信心和责任感得到增强，能发现自己的思想问题，进行自我心理指导，消除负面心理，从而达到治疗目的。

（3）转移法。通过转移红斑狼疮患者的思维注意力，消除其不良心理，改变患者的情绪及心态。包括应试转移法和喜疗转移法。

对红斑狼疮有缓解作用的按摩怎样做

（1）用手掌根部在患者后背正中线及两侧旁开1.5寸处，自上而下直线推按3分钟。

（2）用双手拇指点按肝俞穴和脾俞穴，每穴点按半分钟，以出现酸胀感为宜。

（3）双手十指并拢伸直，手掌交叉重叠，平放于肚脐下方，以肚脐为中心于四周腹部边按边移，用力要适度，持续约5分钟,以患者感觉施治部位有温热、渗透感为宜。

(4)用手指点按关元穴半分钟,以出现酸胀感为宜。

(5)双手拇指与其余四指尽量分开,沿下肢内侧自上而下按揉,重复 3~5 次。

红斑狼疮患者怎样健身

多数红斑狼疮患者由于长期卧床而身体虚弱,运动时应注意劳逸适度。

(1)急性期病情较重的患者不宜运动,应卧床休息,减少机体热量的消耗,防止身体出现疲劳感。此时若勉强活动,很容易使病情加重或反复,甚至有可能引起并发症。

(2)若病情进入缓解期,患者就要适当活动,逐步恢复锻炼,如在医生指导下进行适度医疗锻炼、在室内外散步,或做一些力所能及的劳动等,可以帮助患者提高身体素质。

(3)病情稳定后,患者可根据自身病情恢复的情况,有针对性地选择散步、慢跑、做健身操、打太极拳、健身气功、保健按摩等运动,也可进行各种文娱活动,如听音乐、下棋等,但要注意适度适量,以筋骨舒展、气血畅通、精神愉快为度,不要做剧烈的体育运动,以免给身体造成负担。

系统性红斑狼疮的治疗原则是什么

对系统性红斑狼疮的治疗,一定要到正规的医院进行诊疗,通过正规的检查、检验,确诊是否患有 SLE,并在专科医生的指导和监控下进行治疗、用药。切不可听信广告宣传,自行

服药,或是凭着自我感觉,增减剂量或是停药。治疗该病应遵循以下原则:

(1)一般治疗:如果处于急性活动期,应卧床休息,同时积极治疗感染和并发症。

(2)药物治疗:① 非类固醇抗炎药。消炎痛效果较好,其镇痛、退热及抗炎作用都较强。② 抗疟药。对于控制皮疹、光敏感及关节症状有一定效果,是治疗盘状狼疮主药。③ 皮质激素。目前治疗主要用药。通常用泼尼松,长期应用不良反应较多,易复发。④ 雷公藤制剂。具有消炎、抗菌、调节免疫、活血化瘀等作用。⑤ 免疫抑制剂。对本病有一定疗效,常用有环磷酰胺、硫唑嘌呤。

哪些西药对治疗红斑狼疮有一定的疗效

(1)甲泼尼龙注射剂:属于合成的糖皮质激素,具有抗炎作用、免疫抑制作用和抗过敏作用。适用于全身性红斑狼疮。

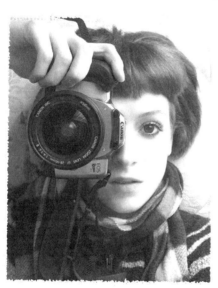

(2)霉酚酸酯(骁悉):用于预防同种肾移植患者的排斥反应及治疗难治性排斥反应,可与环孢素和肾上腺皮质激素同时应用。适用于全身性红斑狼疮。

(3)硫唑嘌呤:其免疫抑制作用机制与巯嘌呤相同,即具有嘌呤拮抗作用。用于全身性红斑狼疮。

(4)纷乐(羟氯喹):为 4–

氨基喹啉类,用于治疗盘状红斑狼疮及系统性红斑狼疮的药物。

(5)妥抒:为抗增殖活性的异口恶唑类免疫抑制剂,具有抗炎作用。

(6)甲氨蝶呤片:作用于细胞周期的 S 期,属细胞周期特异性药物。

(7)来氟米特片(爱诺华):是一种新型的"多环节"免疫抑制剂。

(8)环孢素 A:适用于系统性红斑狼疮,为治疗自身免疫病用药。

(9)欣吉尔(白细胞介素 2):可显著增强人体免疫功能,适用于红斑狼疮患者。

哪些中成药对治疗红斑狼疮有一定的疗效

(1)雷公藤多苷片:祛风解毒,除湿消肿,舒筋通络。有抗炎及抑制细胞免疫和体液免疫等作用。

(2)抗狼疮散:清热凉血,解毒散瘀,益气养阴。用于系统性红斑狼疮非急性期热毒瘀结,气阴两虚证。

(3)经开狼疮丸:清热解毒,凉血,活血化瘀,增加细胞免疫功能,提高机体抗病能力,降低循环免疫复合物。用于系统性红斑狼疮。

(4)参芪颗粒:补气养血,健脾益肾。适用于癌症应用放、化疗所致白细胞减少及因放、化疗引起的头晕头昏、倦怠乏力、消瘦、恶心呕吐等症。

(5)金来狼疮丸:清热解毒,凉血,活血化瘀,增加细胞免疫功能,提高机体抗病能力,降低循环免疫复合物。用于系统性红斑狼疮。

（6）帕夫林:为抗炎免疫调节药物。用于系统性红斑狼疮。

（7）昆明山海棠片:祛风除湿,舒筋活络,清热解毒。用于红斑狼疮。

（8）金龙胶囊:可增强机体免疫功能。

（9）火把花根片:用于治疗系统性红斑狼疮引起的皮肤损害。

哪些中草药对治疗红斑狼疮有辅助功效

（1）赤芍:清热凉血,散瘀止痛。用于温毒发斑,痈肿疮疡。

（2）雷公藤:祛风除湿,活血通络,消肿止痛,杀虫解毒。

（3）黄芪:补气固表,利尿托毒,排脓,敛疮生肌。用于痈疽难溃,久溃不敛。

（4）苏木:行血祛瘀,消肿止痛。

（5）鸡冠花:凉血止血,清热收敛。用于血热发斑之症。

（6）灵芝:提高免疫功能,抵抗过敏症状。

（7）白花蛇舌草:清热散瘀,消痈解毒,消炎抗菌。

（8）白英:清热解毒,利湿消肿。

皮肤病患者的
调养与中药诊疗

很多皮肤病患者奇痒难耐时，习惯用热水烫患处。虽然痒感可立时得到缓解，但是过后往往会使病情恶化。尤其是急性湿疹，热水烫后会使皮肤毛细血管迅速扩张，糜烂渗出更为严重。

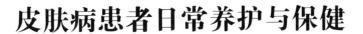

皮肤病患者日常养护与保健

哪些生活细节会使皮肤病加重

（1）热水。很多皮肤病患者奇痒难耐时，习惯用热水烫患处。虽然痒感可立时得到缓解，但是过后往往会使病情恶化。尤其是急性湿疹，热水烫后会使皮肤毛细血管迅速扩张，糜烂渗出更为严重。

（2）抓挠。一些瘙痒性皮肤病（如神经性皮炎）患者不断抓挠患处，使皮损变厚，更加重了瘙痒症状，形成了越痒越抓、越抓越痒的恶性循环，不但使皮肤病迁延不愈，还可诱发毛囊炎、疖等继发性感染。一些感染性皮肤病（如脓疱疮、扁平疣及传染性软疣等），还可因抓挠而蔓延加重。

（3）肥皂。经常使用肥皂洗手或沐浴会使很多皮肤病病情恶化。如老年性皮肤瘙痒症及冬季瘙痒症，皮肤接触肥皂后会更加干燥，从而加重瘙痒症状。

（4）饮食不当。食用刺激性食物（如酒、辣椒、大蒜、葱等）或"腥发之物"（如羊肉、鱼、虾等）会使一些皮肤病的病情加重。

（5）用药不当。一些皮肤病可因外用刺激性过强的药物而恶化,尤其是处于急性期的皮肤病。

(6)日晒。一些皮肤病(如皮炎、湿疹等)患者应避免长时间在强烈日光下活动,因为日晒可能会加重病情。

经常情绪冲动和皮肤病加重有什么关系

随着现代生活节奏的加快,不少人因为压力过大而经常发脾气。根据最新的医学研究表明,经常情绪冲动是引发或加重皮肤病的因素之一,具体体现在以下几方面:

(1)加重色斑。长有色斑的女性若情绪处于低谷时,药物治疗往往达不到应有的效果;而当女性的情绪得到改善时,色斑竟可不治自愈。究其原因,主要因为人生气时,血液会大量涌向面部,此时血液中氧气的含量减少而毒素增多,毛囊在毒素的刺激下,便引起毛囊周围发生炎症而使色斑加重。

(2)引发痤疮。人生气时,情绪冲动会导致内分泌失调,致使体内产生大量血毒和热毒而又无法排出,久而久之毒素瘀积,面部便易生痤疮。

(3)损伤肝脏。人生气时,机体会分泌一种叫"儿茶酚胺"的物质,作用于中枢神经系统,可使血糖升高,脂肪分解加强,血液和肝细胞内的毒素增加,而多种皮肤病都与肝脏损害有关。

(4)损伤肺脏。情绪冲动时,每分钟流经心脏的血液猛增,对氧气的需求也就增加,肺脏的工作量骤增;同时由于激素作用于神经系统,使呼吸急促,甚至出现过度换气的现象,危害肺脏的健康,而肺热也是引发或加重皮肤病的一大因素。

（5）损伤免疫系统。人生气时，大脑会命令身体制造一种由胆固醇转化而来的"皮质固醇"。"皮质固醇"是一种压力蛋白，如果体内积累过多，就会阻碍免疫细胞的正常工作，使身体的抵抗力下降，从而加重皮肤病。

患皮肤病和心理压力过大有什么关系

皮肤病专家研究表明，心理压力过大可令人体中糖皮质激素的分泌变得旺盛，可使人体患上银屑病等皮肤疾病，或使皮肤病的病情加重。如在皮炎、湿疹类皮肤病患者中，办公室一族的人数呈上升趋势，这类患者的致病原因主要与心理因素（如焦虑、紧张、心理压力过大等）有很大的关系。办公室相对复杂的人际关系、激烈的竞争环境、繁重的工作压力，都使都市白领们承受着巨大的心理压力，因此其患皮肤病的概率也就大大增加。

研究人员曾给一些皮肤病患者注射糖皮质激素抑制剂，发现患者在接受糖皮质激素抑制剂治疗后，皮肤病症状有所改善。这说明抑制这种激素的分泌，能在一定程度上改善因压力引起的皮肤疾病。

因此，皮肤病患者应学会调整自己的情绪，减轻压力所带来的不利影响，可通过唱歌、适当小睡、向知己倾诉、尝试更换工作与学习的环境等途径缓解和释放压力，将大大有利于皮肤病的治愈。

不良情绪为什么能带来不良后果

临床统计结果表明，银屑病、皮肤瘙痒症、神经性皮炎、慢性荨麻疹、痤疮以及黄褐斑等皮肤病的病情，往往都与情绪因素有关。紧张、焦虑等不良情绪可引发多种慢性皮肤病，如争强好胜、欲望高、办事过分认真的人易患神经性皮炎，自幼有某些欲望得不到满足或过度服从的人易患慢性荨麻疹；反之，由于皮肤疾病常给人不洁的感觉，许多患者的身体外观变得难看，由此感到羞耻和自卑，产生极大的心理负担，影响疾病的治愈。皮肤病与人的心理状况息息相关。这是因为皮肤既是人体的第一道防线，也是一种心理器官。在胚胎发育上，皮肤与神经系统相关联，所以心理因素可波及皮肤。紧张、焦虑等情绪可引起机体应激反应，甚至引发内分泌功能失调。另外，不良情绪可促进血管壁或组织细胞释放缓激肽、组胺等介质，后者作用于靶组织，可引起一系列反应，如皮肤血管收缩、扩张，汗腺、皮脂腺分泌，立毛肌收缩，甚至刺激角质形成、细胞增殖等，诱发皮肤病或使病情加重。因此，重视心理调养，学会调控情绪，对治疗皮肤病尤为重要。

皮肤病患者怎样摆脱不良情绪

（1）适当发泄。向亲友诉说苦衷，倾吐积郁，宣泄愤懑，甚至痛快地大哭一场，都有助于释放和减轻心理压力。也可以打打球，跑跑步，通过消耗体力来消除烦闷，缓解心理压力。

（2）培养自控能力。患者应具有足够的心理承受能力和思想准备,再冷静地思考治疗办法。这需要在平时注重心理素质的培养和锻炼,才能遇病不慌,平静对待。

（3）转移注意力。将注意力转移到学习、工作、娱乐或者其他自己感兴趣的方面,来扭转自己的负面情绪,避免产生心理障碍。

（4）暂时回避。暂时远离和皮肤病有关的人群和环境,也可以使心理压力得到有效缓解。

（5）不可急于求成。很多患者的烦恼是由于对治疗的期望值过高而造成的,一旦治疗过程进展不顺,就烦恼丛生。因此,应以良好的心态对待病情,不要幻想一蹴而就。

（6）偶尔要屈服。皮肤病通常迁延难愈,因此要以洒脱的心态来对待疾病,不要凡事过于认真,一味固执。只要坚信最终能战胜病魔,一些暂时的忍耐是很有必要的。

皮肤病患者放松身心可选择哪些方法

"治病先治心",皮肤病患者除了应接受必要的药物治疗外,也不应忽视心理治疗的重要性。

首先,对自己的病情和心理状况应有全面而正确的认识,在此基础上保持良好的心态,并学会调控自己的情绪。

其次,受到不良刺激时,应尽快摆脱由此引起的不良情绪,采用适当的方法进行发泄。

再次,可通过以下几种方法进行自我放松:

（1）打盹法:在繁重的工作致使情绪紧张或是心情不佳时,不妨小憩一会儿,醒来之后,会发现心头的阴霾已消了大半。

（2）想象法：在身体或心理疲劳时，可想象自己正在一个非常喜爱的地方游玩，此法可愉悦身心。

（3）按摩法：紧闭双眼，用指腹按摩前额和后脖颈处，要有规律地向同一方向旋转揉按，力度以令自己舒服为宜。此外，深呼吸、听笑话、看喜剧片、培养多种爱好等，都有助于放松身心，对于辅助治疗皮肤病大有裨益。值得一提的是，如果心理、精神问题诱发的皮肤病在经过一段时间的治疗后仍无好转，应及时看心理医生。

多参加集体活动对皮肤病患者有哪些益处

负面情绪常常是皮肤病的诱因之一，自卑、压抑的心态更是皮肤病患者的大忌。因此，如何保持良好的情绪与心态，就成为皮肤病患者在治疗过程中必须学会的一课。由于大部分皮肤病的发病部位均裸露在外，因此患者在日常生活中难免会受到歧视和冷遇，这时患者很容易产生愤怒、难过、过激等负面情绪，甚至长时间处于这种情绪中不能自拔。这对患者的病情百害而无一利。一些皮肤病患者由于想避免这种情况的发生，便把自己关在家中，尽量不与外人接触。但是这种做法往往与患者的初衷背道而驰，使其心理承受能力和心理健康状况每况愈下。

其实，摆脱负面心理状态的最好方法便是多参加集体活动，多与人交流沟通。患者可根据自己的兴趣参加不同的业余团体，如喜欢运动的患者可以参加球类等集体项目，喜欢音乐的患者可参加合唱团、乐器课程等，闲暇时多与家人、朋友外出散步、看电影、听音乐会等。这样做不仅有助于患者保持良好的心态,积极调控自己的情绪,保持乐观向上的精神状态,同时还可陶冶情操,增添生活的乐趣,从而使患者心情舒畅,精神焕发。另外,通过在集体活动中发挥自己的价值,得到他人的肯定,还可以提高患者的自信心,使其能够更好地融入社会。

皮肤病患者怎样"排毒"

如果体内聚积大量的毒素就容易患皮肤病,而体内各种毒素排出的关键就在于疏通。下面介绍几种自然的排毒方式:

(1)运动。皮肤病患者应适当参加跑步、打球、跳舞等健身活动,通过运动排汗,加快人体新陈代谢,帮助皮肤和内脏排毒。

(2)洗澡。洗澡时,可用粗糙的布巾清除身上的死皮,能疏通堵塞的毛孔,帮助汗液排出。另外,尽量不要使用含化学物质和大量泡沫的浴液,以免刺激皮肤。最好每周进行一次蒸汽浴,能加快新陈代谢,帮助排出毒素。

(3)吃素。应少吃脂肪、胆固醇及糖分含量过高的食物,多吃新鲜蔬菜、水果和杂粮等富含膳食纤维的食物,可促进肠胃蠕动,清除肠道褶皱内的毒素,帮助排出多余的油脂,维持肠道内微生态的平衡,是提高人体自身净化能力的有效途径。

(4)喝水。多饮水可以产生更多的尿液,使更多的毒素随尿液排出;还有助于大便软化,加速食物消化,促进毒素排出。

（5）睡觉。充足的睡眠不但可以使人摆脱疲劳感，还有助于促进新陈代谢，保持良好的身体状态。

（6）通便。便秘的皮肤病患者可以适当吃些香蕉和红薯，帮助润肠。另外，也可在医生的指导下服用见效快、不良反应小的中成药来帮助通便。

（7）少用药。"是药三分毒"，不要轻易使用药物，也不要随意服用所谓的排毒保健品。

经常泡温泉浴对皮肤病有哪些益处

温泉中含有丰富的硫元素，其具有很强的抑菌、止痒的功效，皮肤中缺少的微量元素也可以通过泡温泉进行补充，有益于提高皮肤的功能；另外，温泉水的热量对改善皮肤表面的微循环也有很好的功效。因此，泡温泉是辅助治疗皮肤病的一种重要手段。但并不是所有的皮肤病都适合泡温泉，温泉疗法只适用于银屑病、结节性痒疹、神经性皮炎、顽固性皮肤瘙痒症、毛囊炎、真菌感染、疥虫感染，以及烧伤、烫伤等皮肤疾病。

泡温泉浴要注意什么

泡温泉时，需要注意以下几点：

（1）水温。水温如果过高，热效应也会破坏皮肤表面的皮脂膜，对皮肤产生不良刺激，导致皮肤干燥。因此，泡温泉时，水温不要太高，以保持在40℃左右为宜。

（2）时间。普通皮肤病患者泡温泉的时间应为 30 ~ 50

分钟。身体虚弱的老年人或心脏功能不良者，一般泡 15～20 分钟就应该出水休息。

（3）防护。泡完温泉，待身体干燥后，一定要涂抹护肤霜，防止皮肤干燥开裂。

皮肤瘙痒症患者洗蒸汽浴有什么不良后果

洗蒸汽浴时，人处于湿热空气的笼罩中，感觉舒适、轻松，外至肌肤，内及脏腑，都可得到调养，能起到活血通络、镇静养神的功效。洗蒸汽浴还可通过加速身体代谢帮助排出毒素，使皮肤光洁、细腻，对多数皮肤病患者来说是一种极为有效的辅助治疗方法。

然而，皮肤瘙痒症患者却不宜洗蒸汽浴。这是因为，皮肤瘙痒症患者一般为干性皮肤，干燥缺水，而洗蒸汽浴又会使皮肤在短时间内迅速脱水，因此容易导致患者皮肤因水分大量流失而变得更加干燥和粗糙，从而加重患者的皮肤瘙痒症状。

皮肤病患者冬季洗澡要注意哪些问题

用科学的方法洗澡不但有利于皮肤病患者保持皮肤卫生，促进机体新陈代谢，还能消除疲劳、改善睡眠。皮肤病患者在洗澡时，应注意以下几点：

（1）忌水温过高。水温要不冷不热，一般以 37℃左右最为适宜。

（2）忌时间过长。皮肤病患者的皮肤多存在一些病变，如皮肤变薄、皮脂腺萎缩等,如洗澡过勤,很容易使皮肤变得干燥,引起瘙痒等症状。

（3）忌用力搓擦。有些人洗澡时,喜欢用毛巾等用力搓擦,这样会损伤皮肤的鳞状上皮细胞,降低皮肤的防护功能,细菌、真菌容易从皮肤的微小破损处侵入体内,引起疖肿、癣类等皮肤病。

（4）忌化学刺激。皮肤病患者的皮脂腺都有不同程度的萎缩,因此不宜使用刺激性过强的香皂或浴液,否则会降低皮肤的酸性,给细菌繁殖创造环境,不利于皮肤恢复健康。

皮肤病患者怎样洗"燕麦澡"

"燕麦澡"有哪些益处

燕麦不仅是有益健康的食品,还是沐浴佳品。燕麦富含氨基酸,可有效防止皮肤水分流失。它的粒状组织结构具有很好的吸收性,清洁作用很强,能清除深层皮肤中的污垢。燕麦还含有大量改善皮肤状态的营养成分,且作用温和,可以减轻或治愈多种皮肤病。

怎样调制浴料

调制燕麦浴料时,如果将燕麦片直接放入洗澡水中,则营养成分很难完全溶解。正确做法是把半杯燕麦片细细磨碎,与1/4杯牛奶、2汤勺蜂蜜混合,调成干糊状,将其放入棉布小袋子中,悬挂在浴缸的水龙头下。洗澡时,水流会均匀地将燕麦的营养精华稀释,冲入浴缸中。也可将1/4杯燕麦片与适量温水混合，调成糊状，涂抹在患处皮肤上，片刻后，用温水冲净或用温热毛巾擦净即可。每日 1 次或 2 次。最好选择天然燕麦，食用燕麦也可以，但不要选择速食型或添加调味料的燕麦。

皮肤病患者夏季为什么不宜戴金属饰品

每到夏季，许多女性都会出现接触性皮炎症状，特别是有过敏史和皮肤病史的人群。接触性皮炎的过敏症状大多发生在金属饰品与皮肤接触的部位，如耳部、颈部、手腕、手指等处，也有人会出现全身过敏反应，先是皮肤红肿，接着开始起小丘疹，并且全身奇痒。

发生接触性皮炎的主要原因是，一些金属饰品在制作过程中，会按比例掺入少量的铬、镍、铜等金属，加之天热时人体分泌的汗液增多，汗水可溶解少量金属，被皮肤吸收后，就会发生过敏反应，从而诱发接触性皮炎。因此，皮肤病患者在夏季应尽量不要佩戴金属饰品，避免金属物质直接接触皮肤而引发接触性皮炎，或使自身病症复发、加重。

哪 5 种运动有益于皮肤病患者

很多皮肤病是由于人体内积累了大量的毒素而引起的。以下几种运动方式可有效清除体内的毒素：

（1）快步走。先以每分钟 100 步的速度行走，再根据自身的体能，逐渐加快，最快可达到每分钟 140 步，同时尽可能大幅度地摆动和舒展手臂，以刺激淋巴结，有利于皮肤排出毒素。

（2）瑜伽。瑜伽是顶级的排毒运动之一。它不但能够促进血液循环，还能对身体各器官和肌肉组织施加压力，来对身体进行内外调节，促进排毒。

（3）跳绳。淋巴系统能收集、筛检全身毒素，运送到淋巴结，再通过血液经由某一排毒器官排到体外。而跳绳可以刺激淋巴系统排毒，松弛紧张的情绪，改善循环和呼吸，对缓解皮肤病症状大有裨益。

（4）腹式呼吸。深呼吸有助于体内毒素的排出。可在清晨或傍晚选择空气清新的地方进行腹式呼吸运动，先放松腹部，接着用鼻子平稳地深吸气，可感觉到腹部鼓起，直到完全膨胀，让气体在体内停留 4 秒，再用嘴慢慢将气呼出。

（5）游泳。游泳时，水的浮力可以使人体体重对关节产生的压力减轻 90％，从而刺激淋巴排毒。

有益于皮肤病的"睡前操"怎样做

对皮肤病患者来说，睡前运动比清晨或傍晚运动的健身效果要好。下面介绍的这套健身操，可以帮助促进血液循环，每晚睡前坚持进行，可有效缓解皮肤病的症状。

（1）按摩头部：两手示指、中指、无名指自然弯曲成 45°，指端轻轻置于头顶，然后稍稍用力，沿两侧向下按揉头部，往返进行，按摩 1~2 分钟。可以加强脑部供血，缓解病情。

（2）揉搓耳部：两手大拇指紧贴耳朵下端，自下而上用力搓摩双耳 1~2 分钟，以感温热为宜。可以疏通经脉，清热安神，防止病情发展。

（3）搓擦面部：两手手掌紧贴面部，自下而上，缓缓搓擦脸上所有部位1～2分钟，不可太过用力。可以疏通面部经脉，缓解精神压力。

（4）拿捏肩部：两手用力拿捏颈肩肌群1～2分钟，重点在颈后脊柱两侧。可缓解精神压力和身体疲劳。

（5）推摩胸背：两手手掌自上而下用力推摩前胸、后背、后腰各1分钟，可以疏通脏腑经脉，有助于改善皮肤病症状。

（6）推拿双腿：两手掌心相对，分别置于左腿内外侧，从大腿根部开始，向下推拿1分钟；再以此方法推拿右腿1分钟。可促进下肢血液循环，利于皮肤病恢复。

（7）双脚互搓：右脚心搓摩左脚背所有部位，再用左脚心搓摩右脚背所有部位，然后用右脚跟搓摩左脚心，再用左脚跟搓摩右脚心，做2～3分钟。此法可消除下肢疲劳，促进血液循环。

（8）叠掌摩腹：两手手掌交叉相叠，置于腹部，稍用力下压，先顺时针、再逆时针按摩腹部2～3分钟。可疏通脏腑经脉，促进新陈代谢。

女性皮肤病患者运动时为什么不宜化妆

女人天生爱美，化妆自然成为生活中不可或缺的一项内容。但对于皮肤病患者而言，化妆品却可能成为治愈皮肤病的大敌。尤其是在进行运动时，更不要涂抹任何化妆品，应以科学的方法护理皮肤。

运动前后要注意哪些问题

（1）运动前要先卸妆，并用中性洗面奶洗净脸上的污垢，否则会造成毛孔堵塞，不利于病情好转。

（2）运动前不宜剃除体毛，因为剃刮后的皮肤特别敏感，运动时排出的汗水会刺激这些部位的皮肤，容易诱发和加重皮肤病。

（3）选择合适的运动方式。有氧运动对皮肤最好，如瑜伽、慢跑等。

（4）运动后，要及时清洗皮肤。人体汗液中含有大量的有害物质，如果不马上脱掉汗湿的衣服、洗去附着在身体上的汗液，皮肤就会将汗水中的有害物质再吸收入体内，很容易长出粉刺或使原有病情恶化，油脂分泌较多的人甚至会患上毛囊炎。

（5）运动后最好进行温水浴，但时间不要超过 5 分钟。

（6）清洁皮肤后，趁皮肤微湿时，可以在身上涂少许乳液，以保持皮肤湿润。但不要使用粉底或抹浓妆，否则会严重堵塞毛孔，使皮肤病加重。

儿童怎样预防患皮肤病

由于儿童好奇心强，在户外玩耍时，喜欢碰触沙石、花朵、栏杆、昆虫等，不懂得讲究卫生，加之本身皮肤娇嫩、抵抗力弱，因此常会因接触过敏原、用脏手乱摸脸部及其他部位皮肤、被蚊虫叮咬、被他人传染等原因感染一些皮肤疾病。

痱子、湿疹、皮肤假丝酵母菌（念珠菌）病、脓疱疮、沙土性皮炎等都是儿童易发的皮肤病。一旦儿童出现皮肤症状，家长千万不可掉以轻心，要做到以下几点：

（1）及时带孩子去医院就诊，对症用药。

（2）儿童在户外玩耍时要随同看管，防止其接触过敏原和有害物质，控制孩子玩沙土、水、石头的时间。

（3）户外玩耍后要及时给孩子清洁皮肤，适当使用无刺激性的儿童护肤产品。

（4）如果儿童皮肤发痒，应马上涂止痒药膏，防止孩子搔抓而引发感染。

（5）如果家中有宠物，此时一定不要让儿童与其近距离接触，避免发生过敏和细菌感染而加重病情，或因被动物咬伤、抓伤而使病情复杂化。

治疗各种皮肤病可参考使用的中药方剂

治疗银屑病的中医方剂有哪些

◈ **方一**

配方:樟脑、柳酸各 15 克,五虎丹 10 克,95% 乙醇(酒精)500 毫升。

制法:将药浸酒精内 7 日后,搅匀,用棉签蘸药涂擦患处,每日 2 次,1 周为 1 个疗程。

适应证:适用于银屑病。

◈ **方二**

配方:金银花 60 克,生首乌 30 克,生地 28 克,甘草 24 克,白芍、麦冬、阿胶、沙参各 18 克,僵蚕、荆芥穗、防风、木瓜、威灵仙、黄芩、丹皮、丹参各 9 克。

制法:将以上 16 味中药用水煎服,每日服用 1 剂,每日服 2 次。

适应证:具有滋补肺肾、祛风润燥等功效。适用于肺肾阴虚、血虚化燥引起的银屑病。

◈ 方三

配方：土茯苓、生槐花各 30 克，生甘草 9 克。

制法：将以上 3 味中药用水煎服，每日服用 1 剂，每日服 2 次，也可泡水代茶饮用。

适应证：具有除湿、清热、解毒等功效。适用于湿热之邪客于皮肤所引起的银屑病。

◈ 方四

配方：土茯苓、生薏苡仁、生石膏各 30 克，生地黄、丹皮、紫草、金银花、知母各 15 克，蛇蜕 12 克，赤芍 9 克，黄连、荆芥炭、生甘草各 6 克。

制法：将以上 13 味中药用水煎服，每日服用 1 剂，每日服 2 次。

适应证：具有凉血、清热、解毒、利湿等功效。适用于热入血分、外发斑疹引起的银屑病。

◈ 方五

配方：理石 25 克，柴胡、葛根、玄参、茵陈、苦参、黄柏、蒲公英、紫花地丁、连翘、金银花、穿山甲各 15 克，桔梗、赤芍各 12 克，白芷、生草、川芎各 10 克。

制法：将以上 17 味中药用水煎服，每日服用 1 剂，每日服 2 次。

适应证：此方辛凉，解肌表邪气。适用于风寒外袭、营卫失调、风热湿邪客于肌腠，使皮肤失去濡养而导致的银屑病等症。

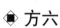

�◈ **方六**

配方：轻粉 3 克，槐米 9 克，黄丹 0.9 克。

制法：将槐米炒黄、研成细末，与轻粉、黄丹混合均匀，再研为细粉。晚上用大米汤冲服，每隔 5 天服 1 剂。服用前，用金银花煎水 1~2 碗作为药引服下（因轻粉为汞制剂，须慎用）。病情轻者用轻粉 1.5 克即可，重者用 3 克。服药后身上可能出现水泡、脱皮等现象，一般 5~7 日即可消失。

适应证：适用于银屑病，对风湿性关节炎、类风湿关节炎以及湿疹亦有疗效。

◈ **方七**

配方：龙葵 30 克，甘草 5 克。

制法：将龙葵、甘草用水煎服，每天代茶饮用。1 个月为 1 个疗程，共饮 5 个疗程，每个疗程之间停饮 7 日。

适应证：适用于银屑病。

◈ **方八**

配方：白鲜皮、滑石各 20 克，黄柏 12 克，薏苡仁、苦参、赤芍、牛蒡子、地肤子、浮萍各 10 克，生地黄 9 克，甘草 5 克。

制法：将以上 11 味中药用水煎服，每日 1 剂，每日服 2 次。

适应证：具有清热活血、祛风除湿等功效。适用于风湿之邪留滞皮肤，久则化热引起的银屑病等症。

◈ **方九**

配方：大黄、黄柏、黄芩、苦参各等份。

制法：将上述 4 味中药加入水中，煎煮取汁。用汁液擦洗患处，每日 3～4 次。

适应证：适用于风湿热型银屑病，症见局部有成片肥厚丘疹，并有部分皮损处出现潮红、糜烂、湿润和血痂等。

治疗白癜风的中医方剂有哪些

◈ 方一

配方：沙苑子、女贞子、黑芝麻、白蒺藜各 15 克，覆盆子、枸杞子、赤芍、白芍、川芎、何首乌、当归、地黄各 10 克。

制法：将以上 12 味中药用水煎后服用。

适应证：具有滋肝养肾、光洁肌肤、活血乌发、滋阴润燥、滑肠通便、补气生血等功效。适用于各种类型的白癜风。

◈ 方二

配方：苏木、茺蔚子、蝉蜕、赤芍各 10 克，何首乌 20 克，白蒺藜 15 克，大枣 6 枚。

制法：将以上 7 味中药用水煎后服用，每日服用 1 剂，连用 10 剂为 1 个疗程，间隔 2～3 日可再服下一疗程。

适应证：具有黑须发、补益血气、光润皮肤等功效。适用于各种类型的白癜风。

◈ 方三

配方：紫草 45 克，墨旱莲 90 克，白芷、何首乌、潼蒺藜各 60 克，重楼、丹参、苦参各 30 克，生苍术 25 克。

皮肤病的治疗与调养

制法：将以上 9 味中药研成细末，用水和为丸。每日服用 3 次，每次 30 克。

适应证：具有润肌肤、祛瘢痕、祛风散结、排脓消肿等功效。适用于各种类型的白癜风。

◈ 方四

配方：墨旱莲 120 克，何首乌、紫丹参、薏苡仁各 90 克，香白芷、沙蒺藜、金银花各 60 克，紫草 40 克，防风、苦参、白鲜皮各 30 克。

制法：将以上中药一同研为细末。每日服用 3 次，每次服用 9 克，用米醋送下。

适应证：具有利水消肿、健脾去湿、益胃补肺、舒筋除痹、清热排脓等功效。适用于各种类型的白癜风。

◈ 方五

配方：苍耳茎、叶、籽各等份。

制法：将 3 种用料一同晒干，研成细末，炼蜜为丸。每次服用 3 克，每日服用 3 次。

适应证：具有疏风散寒、强筋填髓、祛肝热、消肿痛等功效。适用于各种类型的白癜风。

◈ 方六

配方：鲜芝麻花 100 克，白菊花 90 克，白降汞 9 克。

制法：将以上 3 味中药一同捣烂，外敷于患处。

适应证：具有祛风散寒、活络筋骨、通气活血、除烦热、安肠胃等功效。适用于各种类型的白癜风。

◆ **方七**

配方：白蒺藜子 300 克。

制法：将白蒺藜子生捣为末。每次服用 10 克，用热水送下。每日服用 2 次。

适应证：具有活血通络、平肝潜阳、祛湿化痰、补益肝肾等功效。适用于各种类型的白癜风。

◆ **方八**

配方：旱莲草 200 克，何首乌、白芷、沙蒺藜、刺蒺藜各 70 克，紫草 50 克，重楼、丹参、苦参各 35 克，苍术 30 克。

制法：将以上 10 味中药一同研为细末，每次服用 6 克，每日服用 3 次。

适应证：具有祛风活血、除湿清热、补益肝肾等功效。适用于各种类型的白癜风。

治疗痤疮的中医方剂有哪些

◆ **方一**

配方：鲜枇杷叶 1000 克，蜂蜜适量。

制法：将鲜枇杷叶洗净，去毛，放入适量清水中，煎煮 3 小时后，过滤去渣，再浓缩成膏，加入蜂蜜适量，混合均匀，贮存备用。每次服用 10 ~ 15 克，每日服用 2 次。

适应证：具有清解肺热、化痰止咳等功效。适用于痤疮症。

◈ 方二

配方：沙参10克，莲子15克，白果10克。

制法：将沙参制成粗末，莲子、白果用小火炒熟后捣碎，一同放入保温杯中，倒入沸水，加盖焖30分钟，代茶饮用。每日饮用1剂。

适应证：具有清热润肺、补脾清心等功效。适用于肺胃血热型痤疮症。

◈ 方三

配方：鱼腥草、山楂各15克，地骨皮、枇杷叶各9克。

制法：将鱼腥草洗净，沥干水分，与山楂、地骨皮、枇杷叶一同放入锅中，加适量清水，用中火煮20分钟，去渣喝汁。每日服用2次，连服数日。

适应证：具有清热解毒等功效。适用于脓疱痤疮、丘疹及小便黄短等症。

◈ 方四

配方：黄连、轻粉各50克，75%乙醇（酒精）10毫升。

制法：黄连、轻粉用酒精浸泡7天以上。取药液涂于患处，每日3次。

功效：清热凉血止痛、活血祛瘀生新。适宜于痤疮患者使用。

◈ 方五

配方：金银花、白花蛇舌草各20克，川芎、苍术、合欢皮、僵蚕各 10 克,丹参、赤芍、山楂、大贝、玄参、炒山栀各 12 克,夏枯草 15 克。

制法:每日 1 剂,每剂 2 煎,早晚分服;每日用药渣煮水取汁,趁温热外敷面部,每次 15～20 分钟。15 剂为 1 个疗程。

适应证:具有清热解毒、活血化瘀、祛湿散结等功效。适用于痤疮症。

◈ **方六**

配方:生地、白花蛇舌草、虎杖、丹参各 30 克,玄参、土大黄、麦冬、知母、黄柏各 9 克,桑白皮、地骨皮、生山楂各 15 克,生甘草 3 克。

制法:水煎,每日 1 剂,分 2 次服,第三煎汁趁热熏,待温后洗患处,每晚 1 次,每次 20～30 分钟,连续 1～3 个月。

适应证:具有清热利湿、活血解毒、化痰软坚等功效。适用于痤疮症。

◈ **方七**

配方:苦参、白芷各 20 克,土茯苓、薏苡仁、益母草、蒲公英各 30 克,黄柏 15 克。

制法:每日 1 剂,水煎,早晚 2 次分服,15 日为 1 个疗程,一般 1～2 疗程。

适应证:清热祛湿,泻火解毒。适用于痤疮症。

◈ **方八**

配方:当归、薏苡仁各 30 克,丹参、瓜蒌皮、生山楂各 15 克,白花蛇舌草 20 克,茯苓、夏枯草各 10 克,莪术 9 克。

制法：每日 1 剂，隔水炖汤早晚分服，12 剂为 1 个疗程。

适应证：具有活血化瘀、清热解毒、排脓利湿、软坚散结等功效。适用于痤疮症。

治疗鱼鳞病的中医方剂有哪些

◈ **方一**

配方：当归、赤芍、白芍、川芎、生地黄、白蒺藜、荆芥穗、防风各 30 克，何首乌、黄芪、甘草各 15 克。

制法：将以上 11 味中药用水煎后，每日 1 剂，服用 2 次。

适应证：适用于鱼鳞病。

◈ **方二**

配方：天冬、生地黄、熟地黄、当归各 15 克，党参、黄芪、丹参、鸡血藤各 30 克，麦冬、白芍、茯苓各 12 克，红花、陈皮各 10 克。

制法：将以上 13 味中药用水煎后，每日 1 剂，每日服 2 次。

适应证：适用于鱼鳞病。

◈ **方三**

配方：生地、熟地各 20 克，天冬、麦冬、当归、黄芩、天花粉各 15 克，黄芪 30 克，桃仁、红花、五味子各 10 克。

制法：将以上 11 味中药用水煎后，每日 1 剂，每日服 2 次。

适应证：适用于鱼鳞病。

◈ **方四**

配方：桃仁、红花、熟地黄、独活、防风、防己各 30 克，粉丹皮、川芎、全当归各 45 克，羌活、生地黄、白鲜皮各 60 克。

制法：将以上 12 味中药共研细末，和入少量清水，捏成绿豆大小的药丸服用。每日 2 次，每次 3~6 克。

适应证：适用于鱼鳞病。

◈ **方五**

配方：珍珠母、磁石、代赭石、生牡蛎各 30 克，板蓝根 15 克，黄芩、皂角刺、金银花各 12 克，红花 6 克。

制法：将以上 9 味中药用水煎服，每日服用 1 剂，连服 10~20 剂。

适应证：适用于鱼鳞病。

◈ **方六**

配方：归尾、赤芍、皂角刺各 10 克，红花 6 克，大青叶、板蓝根、珍珠母各 15 克，薏苡仁、天冬各 20 克，磁石 30 克。

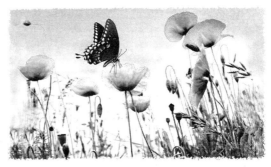

制法：将以上 10 味中药用水煎服，每日 1 剂日服 2 次。

适应证：适用于鱼鳞病。

◈ **方七**

配方：何首乌、桂枝、白芍、当归、玉竹、胡麻仁各 15 克，甘草、生姜、大枣各 5 克。

制法：将以上 9 味中药用水煎服，每日服用 1 剂，连服 1 个月。

适应证：适用于鱼鳞病。

◈ 方八

配方：蛇蜕、僵蚕各 50 克，蝉蜕、凤凰衣各 25 克。

制法：将以上 4 味中药用纱布包好，入水煎沸备用。使用时，将药液倒入浴盆，患者入浴浸泡全身半小时，并可用纱布蘸取药液擦洗按摩患处。每月 1 次，适宜冬季使用。

适应证：适宜先天性小儿鱼鳞病患者使用。

治疗湿疹的中医方剂有哪些

◈ 方一

配方：土茯苓 60 克，莪术、川芎各 10 克，甘草 6 克。

制法：将以上各味药材用水煎服。每日 1 剂，日服 2 次。

适应证：具有祛风解毒等功效。适用于阴虚型慢性湿疹。

◈ 方二

配方：苦参、芒硝各 60 克，明矾 50 克，蛇床子 30 克，川椒、艾叶、荆芥各 15 克。

制法：将以上各味药材用水煎后，清洗患处。每日 1 剂，分洗 2 次，每次 15～20 分钟。

适应证：具有祛风止痒等功效。适用于肛周湿疹。

◆ 方三

配方：当归、丹参各 12 克，赤芍、红花、荆芥、威灵仙、白蒺藜、苦参各 9 克。

制法：将以上各味药材用水煎服，每日 1 剂，日服 2 次。

适应证：具有活血祛风、除湿止痒等功效。适用于血虚风燥型湿疹。

◆ 方四

配方：苦参 6 克，车前子 15 克，苍术、盐黄柏、白鲜皮、地肤子、蒲公英、当归各 10 克，柴胡 6 克。

制法：以上各味药材用水煎服，每日 1 剂，日服 2 次。

适应证：具有清热降燥、祛风止痒等功效。适用于急性外耳道湿疹。

◆ 方五

配方：乌梢蛇、独活、藁本、黄柏、白鲜皮、金银花各 9 克，白芷、甘草各 6 克。

制法：以上各味药材用水煎服，每日 1 剂，日服 2 次。

适应证：具有祛风除湿、清热止痒等功效。适用于风热蕴表型湿疹。

◆ 方六

配方：西瓜翠皮 20 克，荷梗、知母、石斛、麦冬、金银花、丹皮各 10 克，黄连、竹叶各 9 克。

制法：以上各味药材用水煎服，每日服用 2 次，每次 150

皮肤病的治疗与调养

毫升。

　　适应证：适用于湿热蕴结型湿疹患者食用。

治疗红斑狼疮的中医方剂有哪些

◈ 方一

　　配方：生地、蒲公英、紫花地丁各20克，赤芍、丹皮、怀牛膝、苦参、花粉、当归、连翘、黄芩各15克，甘草10克。

　　制法：以上各味药材浸泡30分钟后，加水适量以小火煎煮30分钟，每剂煎2次；将2次所煎药液混合，每日1剂，日服2次。

　　适应证：有清火、凉血、解毒等功效。适用于心火内炽、血热成瘀型红斑狼疮。

◈ 方二

　　配方：柴胡、厚朴花、陈皮各6克，当归、茯苓、炒白芍、玫瑰花、白术、川楝子各10克，干地黄12克，薄荷3克。

　　制法：以上各味药材用水煎服

　　适应证：适用于肝脾不和的红斑狼疮。

◈ 方三

　　配方：生地、玄参、薏苡仁、虎杖、羊蹄根、忍冬藤、苦参、黄芩、车前子各30克，葶苈子、桑白皮各40克，猪苓、茯苓、泽泻各15克，知母9克，麦冬12克。

　　制法：以上各味药材用水煎服，每日1剂，每剂煎4次分服。

适应证：适用于红斑狼疮引起的心肌损害症。

◈ 方四

配方：忍冬藤 100 克，马鞭草、佛耳草、丹参、大力王、地丁草各 30 克，海金沙、绞胶蓝、一枝香各 20 克，藤梨、野荞麦各 10 克。

制法：以上各味药材用水煎服，每日 1 剂，每剂煎 2 次，早晚服用。

适应证：适用于湿热瘀结型红斑狼疮。

◈ 方五

配方：大生地黄 60 克，野台参、北沙参、玄参各 30 克，生黄芪 15 克，丹皮、赤芍各 9 克，当归、广郁金各 6 克，桃仁、血竭各 3 克，红花 1.5 克。

制法：以上各味药材用水煎服，每日 1 剂，分 2 次服用

适应证：适用于气阴两虚型红斑狼疮。

◈ 方六

配方：黄芪 15 克，茯苓、山药、炒白术、菟丝子、鹿角胶、怀牛膝、川断、淫羊藿、巴戟天、胡芦巴各 9 克，车前子 6 克。

制法：以上各味药材用水煎服，每日 1 剂，分 2 次服用。

适应证：适用于脾肾阳虚型红斑狼疮。

治疗荨麻疹的中医方剂有哪些

◈ **方一**

配方：白术 12 克，麻黄、桂枝、李仁各 10 克，甘草 6 克。

制法：以上各味药材用水煎服，每日 1 剂，分早晚 2 次服用。

适应证：适用于寒冷性荨麻疹。

◈ **方二**

配方：蝉蜕、浮萍各 15 克，连翘、赤小豆、桑白皮、白鲜皮、蛇床子、地肤子各 12 克，麻黄 6 克。

制法：以上各味药材用水煎服，每日 1 剂，连服 5 天为 1 个疗程。

适应证：适用于风热型荨麻疹。

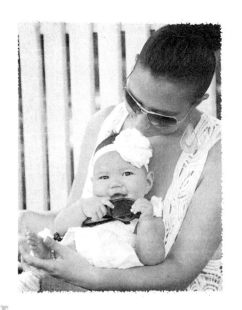

◈ **方三**

配方：地肤子 30 克，蕲蛇 15 克，黄芪、地龙、僵蚕、土鳖虫各 10 克，全蝎 3 克。

制法：以上各味药材用水煎服，每日 1 剂，连服 1 个月为 1 个疗程。用药期间忌食荤腥。

适应证：适用于风邪久郁的顽固性荨麻疹。

◈ 方四

配方：生地黄、当归、徐长卿各 20 克，白鲜皮 15 克，赤芍、丹皮各 12 克，荆芥、防风、蝉蜕、苦参、僵蚕各 10 克，甘草 3 克。

制法：以上各味药材以冷水浸泡 1 小时后，用水煎服，每日 1 剂。

适应证：适用于血虚风燥型荨麻疹。

◈ 方五

配方：黄芪 18 克，鹿角霜、荆芥、防风各 15 克，熟地黄、桂枝各 12 克，白芥子、红花各 l0 克，麻黄、炮姜各 5 克，炙甘草 6 克。

制法：以上各味药材用水煎服，每日 1 剂。

适应证：适用于卫阳虚兼感外邪的寒冷性荨麻疹。

◈ 方六

配方：生黄芪 30 克，巴戟天、橘核各 15 克，川断、白术各 12 克，桂圆肉 10 克。

制法：以上各味药材用水煎服，每日 1 剂。

适应证：适用于阳虚感邪的慢性荨麻疹。

◈ 方七

配方：地肤子 30 克，土茯苓 20 克，白鲜皮、荆芥、秦艽各 15 克，防风、蝉蜕、浮萍各 10 克。

制法：以上各味药材用水煎服，每日 1 剂。

适应证：适用于湿热蕴结型慢性荨麻疹。

皮肤病的治疗与调养

◈ **方八**

配方：金银花、蒲公英各 15 克，荆芥、连翘、赤芍、牛蒡子各 10 克，蝉蜕、生甘草各 6 克。

制法：以上各味药材用水煎服，每日 1 剂。

适应证：适用于风热毒盛型小儿丘疹性荨麻疹。

治疗皮炎的中医方剂有哪些

◈ **方一**

配方：鸡血藤、白芍各 18 克，乌梢蛇、白术、金银花各 15 克，丹参、柴胡、荆芥、麦冬、土茯苓各 12 克，莪术、当归、防风各 10 克。

制法：以上各味药材用水煎服，每日 1 剂。

适应证：适用于神经性皮炎。

◈ **方二**

配方：白蒺藜 60 克，灵磁石、生牡蛎各 30 克，红花、皂刺、三棱、莪术、昆布、蕲蛇各 15 克，炙甘草 10 克，全蝎 5 克，川黄连 3 克，蜈蚣 1 条。

制法：将生牡蛎煎熟，与其他各味药材用水煎服，每日 1 剂，日服两次。服药期间忌食辛辣海鲜发物，避免开水烫洗患处。

适应证：适用于心肝火旺型神经性皮炎。

◈ **方三**

配方：苦参 12 克，金银花、黄芩、栀子、赤芍各 10 克，桑叶、菊花、苍术各 6 克，生甘草 3 克。

制法：以上各味药材用水煎服，每日 1 剂。

适应证：具有清热祛湿等功效。适用于湿热蕴结型神经性皮炎。

◈ **方四**

配方：生地黄、何首乌、苦参各 12 克，当归、白芍、玉竹、胡麻、秦艽各 10 克，炙甘草 3 克。

制法：以上各味药材用水煎服，每日 1 剂。

适应证：具有养血补中、祛风润燥等功效。适用于血虚风燥型神经性皮炎。

◈ **方五**

配方：龙胆草、栀子、黄芩、柴胡、木通、车前子、泽泻、生地、当归、荆芥、防风各 10 克。

制法：以上各味药材用水煎服，每日 1 剂。

适应证：具有清热散风、祛湿消斑等功效。适用于油腻型脂溢性皮炎。

◈ **方六**

配方：熟地黄、当归、白芍、川芎、何首乌、菟丝子、女贞子、羌活、木瓜各 10 克。

制法：以上各味药材用水煎服，每日 1 剂。

适应证：具有清热散风、养血润燥等功效。适用于干燥

皮肤病的治疗与调养

型脂溢性皮炎。

◈ 方七

配方：煅石膏 15 克，苦参 12 克，荆芥、当归、生地黄、牛蒡子、麻仁各 10 克，防风、蝉蜕、苍术、知母、甘草各 6 克，木通 3 克。

制法：以上各味药材用水煎服，每日 1 剂。

适应证：具有散风祛湿、益气养血等功效。适用于慢性接触性皮炎。

◈ 方八

配方：人中黄、石膏各 30 克，玄参 20 克，连翘、升麻、知母、牛蒡子各 15 克，黄连、竹叶、赤芍、甘草、荆芥各 10 克，蝉蜕 6 克。

制法：以上各味药材用水煎服，每日 1 剂，日服 2 次。

适应证：适用于积热成毒的接触性皮炎。

皮肤病患者的
饮 食 调 养

皮肤病患者平时要多吃富含维生素的食物，如小白菜、油菜、菜花、胡萝卜、黄瓜、山楂、苋菜等。

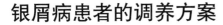

银屑病患者的调养方案

饮食调养原则

（1）应以清淡为主，少吃或不吃辛辣、油腻的食物，在菜肴的制作上，也要少用煎、炸、烤、熏等方法。

（2）银屑病患者体内的营养物质随皮损的鳞屑脱落而丢失，因此，平时要多吃富含维生素的食物，如小白菜、油菜、菜花、胡萝卜、黄瓜、山楂、苋菜等。

（3）宜多吃富含蛋白质的食物，如猪瘦肉、鸭肉、动物内脏、豆类、乳类等。

（4）病症性质属于实热之证者，宜选择具有清热凉血作用的苦瓜、黄瓜、苋菜、鸭肉等食物。

（5）病症性质属于虚热证者，宜选择具有清热补虚作用的胡萝卜、油菜、猪肉等食物。

（6）病症性质属于病久有瘀证者，宜选择具有行气、活血、化瘀作用的木瓜、茄子、猪蹄等食物。

（7）病症性质属于气血两虚之证者，宜选择具有补益气血作用的动物内脏（如猪肝、猪心等）和瘦肉、番茄、南瓜等食物。

（8）诱发过敏的因素因人而异，因此银屑病患者在日常生活中要时刻注意自己对哪些食物过敏，一旦发现，就要避免再吃。

（9）宜多吃具有养血、凉血、活血功效的食物，如芦笋、槐花、乌梅、柚子等，不仅含有丰富的维生素及微量元素，还可以降低血脂、血黏度。

（10）宜多吃具有抑制细胞 DNA 合成、改善微循环功能的食物，西柚和胡柚具有抑制细胞分裂的作用，夏天食用，对银屑病的辅助治疗有一定的效果。

（11）营养丰富、能量较高的食品能促进银屑病皮损消退，宜多食用。

（12）脓疱型银屑病患者应多食含钙丰富的食物，如乳类、绿叶蔬菜和豆类等。

（13）对于并发糖尿病的银屑病患者，应按糖尿病的饮食疗法处理。

（14）宜补充富含维生素 A 的食物（如鲜鱼或鱼肝油），有利于皮损上皮细胞的修复，促进疾病好转。

（15）宜补充富含维生素 C 的食物，可提高皮损内 cAMP 的水平，从而抑制表皮细胞的增殖。

宜吃的各类食品

（1）胡萝卜：味甘、辛，性微温，无毒。有补中下气、利肠胃、安五脏、增强食欲、明目、养颜排毒、补充养分等功效。

（2）苦瓜：味苦、性凉，具有清热、解毒的作用。

（3）丝瓜：味甘、性凉，具有清热、解毒等功效。

（4）冬瓜：味甘、性凉，具有清热、解毒、消肿等作用。

（5）南瓜：味甘、性温，具有清热除湿、消炎止痛、解毒杀虫等作用。

（6）油菜：性味辛、温，无毒，具有清热解毒、活血消肿、清肺明目等作用。孕妇、产妇、消化道溃疡患者，以及过敏体质者不宜食用。

（7）苋菜：味甘、性寒，无毒。具有清热、解毒、止痒、杀虫等作用。

（8）白菜：味甘、性温，具有清热、安神等作用。

（9）番茄：性微寒，味甘、酸，具有清热生津、养阴凉血、健胃消食、凉血平肝、清热解毒等功效。可保护皮肤弹性，促进骨骼钙化，保护血管，延缓衰老，防癌抗癌，抑制多种细菌生长。

（10）槐花：味苦，性凉，微寒。具有凉血止血、养血润肤、活血消肿、清肝泻火、清热解毒、祛风止痒等功效。槐花含有的芦丁能改善毛细血管的功能，保持毛细血管正常的抵抗力，防止因毛细血管脆性过大、渗透性过高引起出血。

（11）乌梅：味酸、涩，性平。具有清热、凉血、清凉解暑、生津止渴、敛肺、涩肠、止血、止泻痢、止咳、安蛔等功效。

（12）红枣：味甘、性温，具有补血、补气、补脾、和胃等作用。

（13）橘子：味甘、酸，性温，无毒。具有一定的润肺、止渴、理气、燥湿、疏肝、健脾、和胃等作用。

（14）桃：味酸、甜，性热，微毒。具有润肤养颜、清热活血、利湿通便、补气生血、止咳降压、养阴生津等功效。

（15）无花果：味甘、性平，具有清热、解毒、消肿等作用。

（16）石榴：味甘、酸，性温。石榴皮中含有根皮碱，能杀灭各种真菌。

（17）薏苡仁：味甘、淡，性微寒，具有利水消肿、健脾去湿、益胃补肺、舒筋除痹、清热排脓等功效。薏苡仁是美容佳品，常吃可以保持人体皮肤光泽细腻，消除痤疮、雀斑、老年斑、妊娠斑、蝴蝶斑，对脱屑、皲裂、皮肤粗糙等都有良好疗效。

（18）黄米：味甘，性温，无毒。具有益气、补中、止痛等功效。

（19）红豆：味甘、酸，性平，无毒。具有健脾利湿、解毒消肿、排热毒、散恶血、消水肿、利小便、敛涩肠、开胃、通气、止呕等功效。

（20）黄豆芽：性寒，味甘，具有利湿、去热等作用。

（21）绿豆芽：性凉，味甘，有清暑热、通经脉、解诸毒、补肾、利尿、消肿、滋阴壮阳、调五脏、美肌肤、利湿热、降血脂、软化血管等功效。

（22）豆腐：味甘，性凉，具有益气和中、生津解毒、清热润燥、止渴去火、清洁肠胃的功效，素有"植物肉"的美称。

饮食误区与禁忌

（1）忌吃刺激性食物、腥发之物：有些银屑病患者食用刺激性食物、腥发之物、禽类食物后，会导致病情加重，这多与机体差异引起的过敏反应有关。此类患者在发病期间或疾病痊愈后，应限制或禁食鱼、虾、蟹、羊肉等腥发之物，鸡、鸭、鹅等禽类食物，以及葱、姜、蒜、辣椒、香菜、茴香等刺激性食物或难以消化的油炸食品。

（2）忌喝酒：喝酒会使银屑病加重。用酒调药外敷，也会使皮损面积加大。

（3）忌吃高脂肪食物：血脂较高的患者，应采取低脂饮食的方案，多食蔬菜、水果。

（4）忌暴饮暴食：吃得过饱对健康有害无益，对银屑病患者的康复尤为不利。

（5）忌吃高胆固醇食物：摄入过多的胆固醇会加重病情

或导致治愈后复发。

（6）忌长期、过度忌口：由于银屑病反复发作，迁延难治，易导致人体气血亏虚。如果长期禁食过多的食物，必然会降低患者的免疫功能，导致体质虚弱而使疾病加重。

调养食谱

1. 调养粥汤

◈ 桃仁粥

用料：桃仁 15 克，大米 75 克。

制法：桃仁捣烂如泥，加水研汁去渣，同大米煮为稀粥。每日 2 次，空腹服食。

功效：活血通经，祛瘀止痛。适宜银屑病患者食用。桃仁有小毒，用量不宜过大，孕妇及便溏者不宜服用。

◈ 马齿苋冰糖粥

用料：新鲜马齿苋 120 克，大米 60 克，冰糖 30 克。

制法：马齿苋洗净，切碎；大米淘洗干净；冰糖捣碎。锅内加入适量水，放入大米煮粥，至八成熟时，加入冰糖末、马齿苋末，再煮至米烂粥稠即可。每日食用 2 次，连服 15～20 天。

功效：清热利湿，消炎止痢，解毒疗疮，可作为银屑病患者日常保健食品。

◆ **槟榔姜汁粥**

用料：槟榔1个，姜汁10克，蜂蜜50克，大米100克。

制法：将槟榔捣碎、研末，加水煎沸15分钟，滤取汁液，与姜汁一同放入煮熟的大米粥内，再煮沸，待其降温后，调入蜂蜜即可。每日服用1剂。

功效：清热解毒，杀虫消积。适宜银屑病患者食用。

◆ **豆芽豆腐汤**

用料：黄豆芽250克，豆腐80克，盐、葱、鸡精、植物油各适量。

制法：黄豆芽洗净、去根；豆腐略汆切块；葱洗净，切成葱花。锅内放油烧热，放入黄豆芽煸香，加适量水，用中火烧开，至黄豆芽酥烂时，放入豆腐，改为小火慢炖10分钟，出锅前加入盐、鸡精，撒入葱花即可。

功效：祛风清热、解毒健脾。适宜银屑病患者食用。豆腐性凉，一次不宜食用过多，否则易致脾胃生寒。

◆ **三鲜冬瓜汤**

用料：冬瓜100克，熟笋50克，鲜香菇40克，番茄、油菜、油面筋各50克，植物油50毫升，精盐、鸡精、香油、鲜汤各适量。

制法：将香菇、熟笋、冬瓜切成5厘米长的片。把番茄、油面筋洗净，切成1寸长的块，油菜也切成相应大小的片。锅内注油烧热，放入鲜汤、香菇片、笋片、冬瓜片、番茄、精盐、鸡精。待汤烧开后，放入番茄、油菜、油面筋略煮一会儿，起锅盛入大汤碗内，淋入香油即成。

功效:清暑解热,去湿利尿。适宜银屑病患者食用。

◈ 丝瓜蛋花汤

用料:丝瓜 200 克,鸡蛋 1 个,精盐、鸡精各适量。

制法:将丝瓜洗净,削皮去蒂,切成滚刀小块。锅内放入水,用旺火烧开,把丝瓜块放入锅内,加入精盐、鸡精调味,待丝瓜将熟时,将鸡蛋打散后入锅,盛入碗内即可。

功效:凉血解毒,祛风活血,益气养血。适宜血热妄行所导致的银屑病患者食用。

2. 调养菜谱

◈ 凉拌苦瓜

用料:苦瓜 200 克,麻油、鸡精、盐各适量。

制法:将苦瓜洗净、去瓤、切丝,用水焯一下,加入适量麻油、鸡精、盐,拌匀即可。

功效:清热泻火。适宜血热风燥型银屑病患者食用。

◈ 凉拌肉皮冻

用料:猪肉皮 200 克,胡萝卜丁、青豆丁、豆腐干丁各适量,调味品适量。

制法:将猪肉皮洗净,刮去肥油,加入 500 毫升水,放于微火上炖 1.5 小时,加入胡萝卜丁、青豆丁、豆腐干丁以及适当调味品,待冷却成冻,切块食用。

功效:滋阴和阳,柔润肌肤。适宜血虚风燥型银屑病患者食用。

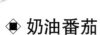

◈ **奶油番茄**

用料：番茄 200 克，鲜牛奶 100 毫升，鸡油、鸡精、精盐、淀粉各适量。

制法：将番茄洗净，用开水浸泡，去掉皮、蒂、籽，每个切成 6 瓣。锅内放入少量水，大火烧开，倒入番茄继续烧。将牛奶倒入碗中，加入鸡精、精盐、淀粉调成浓汁。待锅内水再沸腾时，倒入调好的牛奶浓汁，不断转动锅，待芡汁逐渐变浓，淋上鸡油即可。

功效：补虚益肺，生津润肠，止渴凉血，清热解毒。适宜由多种因素所导致的银屑病患者食用。

◈ **炒胡萝卜片**

用料：胡萝卜 300 克，植物油 40 毫升，蒜、葱、酱油、精盐、白糖、鸡精、姜各适量。

制法：胡萝卜洗净，切去根蒂，斜着切成薄片；葱白洗净，切成末；蒜头去皮，切成末；姜切末。炒锅置于大火上烧热，再倒入植物油，倒入胡萝卜片并炒透，加入精盐、酱油、白糖，加少许水，盖上锅盖，烧至汤将近干时，放入姜末、葱末和蒜末并炒透，加入鸡精，炒匀后盛入盘内即可。

功效：补中下气，利肠胃，安五脏，增强食欲，明目，养颜排毒，补充养分。适宜银屑病患者食用。

◈ **扒双菜**

用料：白菜、油菜各 250 克，植物油、酱油、精盐、大葱、姜、鸡精、白糖、淀粉各适量。

制法：白菜洗净，取白菜心，顺向切成条；油菜洗净去根，切条；葱、姜切末。用开水把白菜和油菜烫熟，捞出，在凉水中过一遍，沥干水分。炒锅内放油烧热，放入葱末、姜末爆香，加入酱油、精盐、鸡精、白糖，再把白菜和油菜放入锅中煸炒，用水淀粉勾芡，以急火收汁，拌匀，出锅即可。

功效：清热解毒，活血消肿，清肺明目，养心安神。适宜银屑病患者食用。

◈ 南瓜焖瘦肉

用料：小南瓜 1 只（约 200 克），新鲜猪瘦肉 150 克，精盐、鸡精、白糖、酱油各适量。

制法：将南瓜洗净、去蒂，从顶端开口，挖净瓜瓤。猪瘦肉洗净、切片，剁成碎末，加入精盐、鸡精、白糖、酱油调味，搅拌均匀后，放入南瓜中将开口用顶盖盖上，放入高压锅内，隔水蒸 20 分钟至都熟，取出装入盘内，揭起顶盖，浇上少量麻油即可。

功效：补中益气，解毒杀虫，生津润肤，养血润肠。适宜血燥生风所导致的银屑病患者食用。

◈ 海带炖猪排

用料：海带 100 克，猪排骨 200 克，精盐、鸡精、植物油各适量。

制法：海带用水发后冲洗干净，切丝；猪排骨清洗干净，切成小块。锅置火上，注油烧至六成热，放入猪排骨块翻炒一会儿，加水，煮沸后滗去浮沫，加入海带和精盐、鸡精调味，一起炖煮至烂熟即可。

功效：清热，养阴，补虚。适宜多种因素所导致的银屑病患者食用。

3. 调养药膳

◈ 槐米粥

用料：槐花 30 克，大米 100 克，红糖适量。

制法：将大米淘洗干净。把生槐花放入砂锅内，加水煎煮约 15 分钟，去渣留汁，加入大米煮至米烂粥稠，加入红糖调味即可。空腹食用。

功效：清热凉血。适宜血热所导致的银屑病患者食用。

◈ 枸杞山药粥

用料：枸杞子 30 克，山药 25 克，大米 50 克，红糖少许。

制法：山药洗净，切成细条。枸杞子加适量清水煎煮，去渣取汁，以汁代水，放入锅内，与淘洗干净的大米一同煮沸后，放入山药片，续煮至米烂粥稠，加入红糖，搅拌均匀，待其完全溶化后即可食用。

功效：养阴健脾。适宜银屑病患者食用，症见体虚乏力。

◈ 车前子蚕沙薏苡仁粥

用料：车前子 15 克，蚕沙 9 克，薏苡仁 30 克，白糖适量。

制法：把车前子、蚕沙分别用布包好后，一同放入砂锅内，加水煎煮 20～30 分钟后，去渣取汁，以汁代水，放入砂锅内，与薏苡仁一起煮成稀粥，再加入白糖调味即可。空腹食用。

功效：清热解毒，利水通淋，祛风止痒，健脾除湿。适宜银屑病患者食用，症见体虚乏力。

◈ 山楂菊花汤

用料：山楂 50 克，野菊花、蒲公英、黄芩、黄连、金银花各 15 克，大黄、紫花地丁各 10 克。

制法：将以上 8 味中药用水煎服。每日 1 剂，分 2 次服下。

功效：清热解毒，凉血活血。适宜血热型银屑病患者食用。

◈ 土茯苓大枣汤

用料：土茯苓 50 克，大枣 15 枚，冰糖 30 克。

制法：将土茯苓、大枣水煎取汁，调入冰糖即可。每日服用 1 剂，连服 15 日。

功效：清热解毒，养血利湿。适宜血热型银屑病患者食用。

◈ 莲子芡实桃仁汤

用料：莲子、芡实各 30 克，桃仁 15 克。

制法：将莲子、芡实、桃仁用水煎后服用。每日服用 1 剂，分 2 次服下。

功效：补脾益肾，利湿化瘀。适宜银屑病患者食用。

◈ 首乌茶

用料：何首乌 10 克。

制法：将何首乌切成薄片，用开水冲泡，代茶饮用。

功效：补肝益肾，养血祛风。适宜银屑病属血虚、风燥患者食用。

◈ 鲜桂圆汁

用料：新鲜桂圆 500 克，冰糖适量。

制法：去掉桂圆壳，取肉，用干净纱布包好，榨取汁液，加入适量冰糖水。每日服用 2 次，每次 5～10 毫升。

功效：补血养心。适宜银屑病兼有头晕心悸、失眠多梦、倦怠乏力、食欲不振等症状的患者食用。

◈ 蒺藜猪肝

用料：刺蒺藜 120 克，猪肝 500 克，植物油适量。

制法：刺蒺藜研成细末；猪肝洗净，切成片。锅置火上，注入植物油烧热，放入猪肝爆炒，出锅后蘸刺蒺藜末食用。每日吃 2 次，2 周为 1 个疗程。

功效：补肝养血。适宜血燥所导致的银屑病患者食用。

◈ 黄芪蒸乳鸽

用料：雏鸽 500 克，黄芪 6 克，枸杞子 6 克，口蘑 30 克，鸡蛋清 40 克，猪油 50 克，盐、黄酒、葱、姜、淀粉、鸡精各适量。

制法：鸽子宰杀后，去毛、内脏、头、脚，洗净切成 1.5 厘米见方的小块，在凉水中泡去血水，沥干；黄芪切成长薄斜片；枸杞子、口蘑洗净。碗内调入湿淀粉、鸡蛋清、盐、料酒、猪油、葱末、姜末、鸡精，加入鸽肉、口蘑，拌匀摊平。枸杞子码在碗的四周，黄芪片放在碗中央，上屉蒸至烂熟即可。

功效：补气升阳、益肾养肝。适用于气虚衰弱、倦怠乏力、自汗、肝肾不足、头晕眼花、视力减退、腰膝酸软等症。适宜皮肤瘙痒、疮疡内陷、久溃不敛的银屑病患者食用。

◈ 仙矛当归瘦肉煲

用料：仙矛、当归各 9 克，菟丝子 12 克，瘦猪肉 100 克，精盐、鸡精各适量。

制法：将猪肉洗净，切成小块。把仙矛、当归、菟丝子一同放入砂锅内，加水煎煮 25～30 分钟，去渣取汁。以汁代水入锅，放入猪瘦肉煲汤，至猪肉快熟时，加入精盐、鸡精调味，续煮至熟即可。

功效：温补脾肾，祛寒湿，强筋骨，补血活血，补中益气，润泽肌肤。适宜多种类型的银屑病患者食用，尤其是肝肾不足、血虚所导致的银屑病。

◈ 土茯苓炖龟

用料：土茯苓 150 克，乌龟 1 只（约 400 克），精盐、鸡精各适量。

制法：把乌龟放入盆中，倒入开水宰杀、剖腹、去肠杂、洗净。土茯苓放入锅内，加水煎煮 30 分钟后，去渣取汁，以汁代水，放入锅内，加入乌龟，炖至将熟时，加入精盐、鸡精调味即可。

功效：清热解毒，除湿，利关节，滋养肝肾。适宜多种类型的银屑病患者食用。

4. 实用偏方

◈ 乌梅膏

用料：乌梅 1500 克。

制法：将乌梅洗净，去核，用水煎煮，熬成乌梅膏，装瓶备用。每次服用 1 汤匙，用白糖调味，以开水冲服，每日服用 3 次，服用天数视病情而定。

功效：杀虫，止痒。适宜银屑病患者服用。

◈ 石榴皮煎剂

用料：石榴皮 100 克。

制法：石榴皮加适量水，煎煮取汁。趁热用汁液洗患处。每日 2 次，每剂药可煎 3 次。

功效：杀虫止痒。适宜银屑病患者使用。

◈ 芦荟膏

用料：芦荟 2～5 克。

制法：将芦荟研成细末，敷于患处。

功效：清肝热、通便。适宜银屑病、湿癣患者使用。

◈ 牛奶白膜

用料：牛奶 250 毫升。

制法：把牛奶倒入锅里，用大火煮开，再改用小火煮 3～5 分钟，然后把锅里的牛奶倒出，将附着在锅壁上的一层白膜刮下来，涂在患处即可。

功效：美容养颜，促进伤口愈合，镇静安神。适宜银屑病患者使用。

◈ 海带洗剂

用料：海带 50 ~ 100 克。

制法：先洗去海带上的盐和杂质，再用温开水泡 3 小时，捞出海带，用温海带水洗患处。

功效：清热解毒、除湿。适宜银屑病患者使用。

◈ 黑豆清洗液

用料：黑豆 100 克。

制法：加水泡胀后磨成豆浆，一半煮沸，另一半备用。将煮沸后的热豆浆清洗病变部位，再用生豆浆反复涂擦数次，24 小时后再洗去豆浆。每 1 ~ 3 天洗 1 次，10 次为 1 个疗程，疗程间隔 20 天。一般可连续治疗 3 个疗程。

功效：利水下气，制诸风热，解诸毒，滋阴润燥，调和阴阳，生津解渴。适用于银屑病等症。

◈ 鲜榆树汁液

用料：鲜榆树枝数条。

制法：挤出鲜榆树枝的汁液，涂抹于患处，待患处完全干燥后，即可用水洗净。每天涂抹 1 次，连抹 10 天。

功效：适宜银屑病患者使用。

白癜风患者的调养方案

饮食调养原则

（1）应多吃富含纤维素的食物，如谷类、各种蔬菜和水果、黄豆、豌豆、绿豆，以及豆腐等豆制品。

（2）应多吃深色的食物，如萝卜、茄子、黑木耳、海带、黑芝麻、黑米、黑豆等。颜色越深的食物，越能增强人体的免疫力。

（3）应多吃酸奶类食品。酸奶可使消化系统功能增强，在肠道内产生的微生物还可帮助蚕食患病细胞。

（4）应多吃富含铜元素的食品，如田螺、河蚌、毛蚶等。体内铜离子含量增加，可加速黑素的生成。提倡使用铜质餐具。

（5）应多吃含有酪氨酸及矿物质的食物，如兔肉、猪瘦肉、动物肝脏和肾脏、鸡蛋、鸭蛋、鹌鹑蛋、海带、葡萄干等食物。

（6）应多食坚果类食物，如白果、核桃、花生、葵花籽、栗子、莲子、南瓜子、松子、西瓜子、杏仁等。

（7）应多吃性温的蔬菜。

（8）海参、香椿、甲鱼、苋菜、韭菜、发菜、榆树叶均有防治白癜风的作用，可经常食用。

（9）改变偏食习惯，有利于改善白癜风的病情。

宜吃的各类食品

（1）白菜：味甘，性温，无毒。具有利肠胃、除胸中烦闷、解酒后口渴、消食下气、清热止咳、解毒、利大小便等功效。

（2）木耳：味甘，性平，有小毒。具有清胃肠、排毒解毒、防癌抗癌、防治血瘀凝结、心脑血管血栓的功效。

（3）香菇：味甘，性平，无毒。有补肝肾、健脾胃、益智安神、美容养颜、清热减肥、降压去脂、防癌抗癌等功效。

（4）桑椹：味甘，性寒，无毒。有滋补肝肾、养血祛风等功效。

（5）海带：味咸，性寒，无毒。具有调理肠道功能、帮助消化、防止大便秘结等功效，海带表面的甘露醇，具有降压、利尿、消肿等功效。可治疗皮肤病、睾丸肿痛、慢性气管炎等病。

（6）莲子：味甘、涩，性平，无毒。有温中养神、补益血气等功效，常吃有除百病、延年益寿的作用。捣碎与米煮粥食用，可令人强健。

（7）核桃仁：味甘，性平、温，无毒。具有补气养血、滋养肌肤、润燥化痰、温肺润肠、治虚寒喘嗽、通润血管、消肿痛、发痘疮、制铜毒、利小便、疗痔疮、黑须发等功效。

（8）梨：味甘、酸，性寒，无毒。有清心润肺、止渴化痰、消肿止痛、去面黑粉刺等功效。

（9）西瓜子：味甘、涩，性平，无毒。具有平肝泄热、利尿润肠等功效。

（10）香蕉：味甘、涩，性寒，无毒。有清热润肺、清脾滑肠、凉血解毒的功效。可主治热疖痈肿、热病烦渴、便秘、痔疮、高血压、热喘、血淋等病。

（11）荔枝：味甘，性平，无毒。有养颜、提神、醒脑等功效。

（12）大米：味甘、苦，性平，无毒。有温中、益气、止烦、止泄痢、和脾胃、强筋健骨、通血脉、调和五脏、益精强志、聪耳明目等功效。

（13）糯米：味甘，性温，无毒。有温中、发热、敛肠、暖脾胃、止虚寒泄痢、发痘疮等功效。

（14）小麦：味甘，性微寒，无毒。具有除内热、止烦渴、利小便、益气生血、健脾暖胃、调气脉、补肝肾、止虚汗等功效。

（15）豌豆：味甘，性平，无毒。有清火、解毒、止呕吐、止下泄、养身、益气、催乳等功效。

（16）黑豆：味甘，性平，无毒。具有润泽肌肤、活血化瘀、祛风下气、清热化湿、消肿利水、生发乌发、强身健体、轻身延年等功效。

（17）豆腐：味甘、咸，性寒，有小毒。具有宽中益气、调和脾胃、消除胀满、清热散血、通大肠浊气等功效。

饮食误区与禁忌

（1）应尽量少吃或不吃富含维生素 C 的蔬菜和水果，如青椒、番茄、柑橘、苹果、大枣、山楂、杏、柚子、樱桃、杨梅、葡萄、猕猴桃、草莓、香菜、凉拌菜等，以及维生素 C 含量过高的药物和碳酸类饮料。因为维生素 C 能抑制黑素的产生。

（2）忌吃鱼虾等海产品。吃鱼虾类食物易诱发白癜风，或使病情加重、反复。

（3）应少吃易导致皮肤过敏的肉类食物，如鸡肉、鸭肉、狗肉、牛肉。

（4）应尽量少吃蒜、葱、洋葱、辣椒等刺激性很强的辛辣食物，因为这类食物被人体消化后，刺激性物质会残留在血液里，进而刺激皮肤，不利于白癜风痊愈。

（5）应少吃影响消化、吸收的冷饮。少年儿童还应少吃零食。

（6）应少吃糖，严禁吸烟、喝酒。

调养食谱

1. 调养粥汤

◈ 扁豆薏苡仁粥

用料：扁豆 30 克，薏苡仁 30 克，红糖适量。

制法：扁豆洗净，沥干水分，放在锅中，用小火炒至微黄。薏米洗净。锅置火上，放入扁豆、薏苡仁及适量清水，用旺火烧沸后，改用小火熬煮成粥，加入红糖调味即可。

功效：活血健脾，解暑化湿，补虚止泻。适宜白癜风患者食用。

◈ 马齿苋粥

用料：大米 60 克，鲜马齿苋 30～60 克。

制法：将大米洗净，加入适量清水煮粥。待粥将熟时，加入鲜马齿苋，一同煮沸即可食用，也可加入少许精盐或白糖调味。

功效：清热解毒，凉血止血，抑菌止痒。适宜湿热蕴结引起的白癜风患者食用。

◈ 红豆羹

用料：红豆 250 克，豆豉 30 克，精盐适量。

制法：红豆洗净，与豆豉一起放入水中煮成羹，放入精盐调味即可。

功效：健脾利湿，解毒消肿，利尿涩肠，开胃通气。适宜湿热蕴结引起的白癜风患者食用。

◈ 海带萝卜汤

用料：海带 30 克，白萝卜 250 克，精盐、鸡精、蒜末、香油各适量。

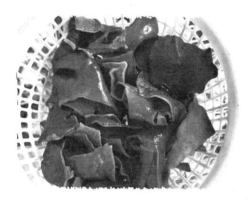

制法：将海带用冷水浸泡 12 小时，其间换水数次，洗净后切成菱形片。白萝卜放入冷水浸泡片刻，洗净外皮，连皮及根、须切成细条，与海带片一同放入砂锅，加入足够的清水，用大火煮沸后，改用小火煨煮至萝卜条酥烂，加入精盐、鸡精、蒜末拌匀，淋入香油即可。

功效：清热化痰，下气宽中，解毒消肿。适宜进展期及稳定期的白癜风患者食用。

◈ 红枣莲藕羹

用料：鲜莲藕半节，大米 200 克，红枣 10 枚，红糖少许。

制法：将鲜莲藕洗净，去皮，切粒。大米淘洗干净。红枣去核。砂锅中放入适量清水，加入红枣、大米、莲藕粒，大火煮沸，改小火熬煮至米稠枣软，加入少量红糖调味即可。

功效：养血调气。适宜寻常型白癜风患者食用。

2. 调养菜谱

◈ 豆豉酱猪心

用料：猪心 500 克，葱、姜、豆豉、酱油、面酱、黄酒各适量。

制法：将以上用料一同放入水中，用小火炖至猪心烂熟。待其冷却后，将猪心切片，佐餐食用。

功效：补心血，益心气，安心神。适宜气血不足引起的白癜风患者食用。

◈ 蒸猪胰

用料：猪胰 1 具，白酒适量。

制法：将猪胰洗净，放入白酒内浸泡 1 小时，然后取出，放在米饭上蒸熟即可食用。每日食用 1 次，连续吃 10 次为 1 个疗程。

功效：益肺补脾、润燥。适宜白癜风患者食用。

◈ 青红萝卜雪耳煲乳鸽

用料：青萝卜、红萝卜各 250 克，银耳 20 克，红枣、蜜枣各 3 个，乳鸽 2 只，生姜 3 片，精盐适量。

制法：青萝卜、红萝卜洗净，削皮，切块；其余各种配料稍浸泡，洗净。红枣、蜜枣去核。乳鸽宰杀，洗净。将以上用料与生姜一起放进砂锅内，加入 2500 毫升清水，用大火煮沸后，改为小火煮 2 小时，调入适量精盐即可。

功效：祛风解毒，滋阴补虚，润燥清润，健胃消食，补中益气。适宜白癜风、痘毒患者食用。

◈ **猪肝蘸黑芝麻末**

用料：黑芝麻 60 克，猪肝 1 具，精盐少许。

制法：黑芝麻放入锅中炒熟，研成细末。将猪肝洗净，放入锅中，加水及精盐，煮至用筷子扎而猪肝不出血为度，捞出猪肝切成薄片，蘸黑芝麻末食用。每日一次。

功效：滋补肝肾，填精润肤。适宜肝肾不足、精血亏虚所导致的白癜风患者食用。

◈ **荠菜炒鸡蛋**

用料：鸡蛋 4 个，鲜嫩荠菜 300 克，葱、精盐、植物油各适量。

制法：荠菜择去根和老叶，洗净，切成小段；葱切成末；鸡蛋打入碗内，放入精盐、葱末、荠菜段，打散搅匀成蛋糊。锅置火上，放入植物油烧热，倒入鸡蛋糊，摊匀成饼，用小火煎至两面金黄即可。

功效：清热利尿，凉血止血。适宜白癜风患者食用。

◈ **红烧茄子**

用料：茄子 500 克，葱末、姜末、蒜末、精盐、鸡精、酱油、白糖、香油、植物油各适量。

制法：把茄子洗净，去蒂，撕成块状，泡入盐水中。锅置火上，注油烧热，放入蒜末、葱末、姜末爆香，后倒入茄子翻炒至其变软，调入酱油、白糖、精盐，再翻炒至茄子熟透，加入鸡精、香油，用大火翻炒至汤汁浓稠即可。

功效：清热活血，消肿止痛。适宜白癜风患者食用。

◈ 核桃黑豆泥

用料：黑豆、核桃仁各 300 克，牛奶、蜂蜜各适量。

制法：将黑豆淘洗干净，放入锅中，用小火炒熟，待冷却后研为细末。将核桃仁用小火炒至微焦，搓落其表皮，冷却后研为细粉。把黑豆粉、核桃仁粉混合，加入牛奶、蜂蜜，搅拌均匀，存入密封的罐中，每日食用。

功效：补肾润燥，解表活血。适用于白癜风的辅助治疗。

◈ 双菇菜心

用料：水发香菇、口蘑各 50 克，油菜心 200 克，精盐、鸡精、水淀粉、高汤、植物油各适量。

制法：水发香菇去蒂，洗净。油菜心洗净，削成尖头。口蘑洗净，待用。锅置火上，注油烧热，倒入菜心过油，盛入盘内。锅内留底油，烧热，倒入香菇、口蘑，煸炒几下，加入高汤、精盐、鸡精，烧至滚开后，用水淀粉勾芡，浇在盘中菜心之上即可。

功效：行气活血。适宜各种类型的白癜风患者食用。

◈ 木耳卷心菜

用料：卷心菜 150 克，水发木耳 25 克，精盐、鸡精、酱油、醋、白糖、香油、水淀粉、植物油各适量。

制法：木耳洗净，去掉杂质，挤干水分，撕成小片。卷心菜洗净，去掉老叶，撕成小片，控干水分。锅内倒入植物油，烧至七成热，放入木耳、卷心菜煸炒，加入酱油、精盐、鸡精、白糖，待烧开后，加入水淀粉勾芡，倒入醋、淋上香油即可。

功效：凉血止血，润肺益胃。适宜寻常型白癜风患者食用。

◈ 白果豆腐

用料：豆腐 400 克，白果 12 粒，鸡蛋 1 个，鲜汤、精盐、鸡精、水淀粉各适量。

制法：去掉豆腐的硬皮，把豆腐捣成泥，加入搅拌好的鸡蛋液、精盐、鸡精、淀粉，拌成馅。拿两个小杯子，杯中涂满植物油，放入豆腐馅，把白果插在中间，上笼蒸 10 分钟。锅内倒入植物油烧热，加入鲜汤、鸡精、精盐，用水淀粉勾芡，浇在豆腐上即可。

功效：清热解毒，固精止带。适宜白癜风患者食用。

◈ 淡菜煲芹菜

用料：淡菜 15 克，鲜芹菜 60 克，精盐、鸡精、料酒各适量。

制法：将淡菜洗净，放入锅中，加入少量水煮熟，再加入芹菜同煮，煮熟后加精盐、鸡精、料酒调味即可。

功效：养阴平肝，补肾益精。适宜白癜风患者食用。

◈ 鲜蘑豌豆

用料：鲜豌豆 250 克，鲜蘑菇 50 克，葱花、姜末、蒜末、植物油、香油、精盐、鸡精、白糖、水淀粉、鲜汤各适量。

制法：鲜蘑菇洗净，控干水分，切成薄片。豌豆洗净，放入沸水锅中，煮熟后捞出，用冷水过凉，控干水分。锅置火上，倒入适量植物油，烧至六成热，放入葱花、姜末、蒜末爆锅，放入蘑菇片煸炒几下，加入鲜汤、豌豆、精盐、鸡精、白糖，待烧开后，用水淀粉勾芡，淋入香油即可。

功效：消肿解毒，和中下气，通便祛湿。适用于白癜风的辅助治疗。

◈ **油焖扁豆**

用料：扁豆 300 克，葱段、姜片、蒜片、精盐、鸡精、白糖、酱油、植物油各适量。

制法：掐去扁豆的豆尖，撕去边筋，洗净，放入开水中焯透，捞出放在冷水中过凉，控干水分。锅置于旺火上，倒入植物油，烧至七成热，放入葱段、姜片、蒜片炝锅，倒入扁豆煸炒几下，加入酱油、精盐和适量水，用旺火烧开，改用小火焖烧至扁豆酥软，加入白糖拌匀，再焖 2 分钟左右。待汤汁转浓时，加入鸡精即可。

功效：健脾和中，利水化湿。适宜进展期及稳定期的白癜风患者食用。

3. 调养药膳

◈ **山茱萸粥**

用料：山茱萸 15 克，大米 100 克，冰糖少许。

制法：山茱萸用水煎煮，去渣留汁，加入大米和少量冰糖，一同煮粥。

功效：补益肝肾，涩精固脱。适宜肝血不足引起的白癜风患者食用。

◈ **桃仁生地黄大米粥**

用料：桃仁 10 克，生地黄 10 克，大米 100 克，桂心粉 2 克，红糖少许。

制法：去掉桃仁的皮尖，与生地黄一同放入清水中煎煮，去渣取汁，加入大米一同煮粥。粥熟后，放入桂心粉、少量红糖即可。每日上午、下午分两次食用。

功效：润肤养颜，清热活血，利湿通便，补气生血，养阴生津。适宜瘀血停滞引起的白癜风患者食用。

◈ 苁蓉羊肉粥

用料：肉苁蓉 15 克，羊肉、大米各 100 克，葱白 2 根，生姜 3 片，精盐少许。

制法：分别将肉苁蓉、生姜洗净后，放入水中熬煮取汁，再放入切细的羊肉、大米同煮。待肉熟粥成，加葱白、精盐调味，每日早晚食用。

功效：补肾阳，益精血，润肠通便。适宜气血不足引起的白癜风患者食用。

◈ 羊骨薏米莲子粥

用料：薏米 30 克，莲子 18 克，杏仁 12 克，羊骨 100 克。

制法：分别将上述用料洗净，用水煎煮后服用。每日服用 1 次或 2 次。

功效：利水消肿，健脾去湿，益胃补肺，舒筋除痹，，清热排脓。适宜白癜风患者食用。

◈ 黑豆沙

用料：山茱萸、茯苓、当归、桑椹、熟地黄、补骨脂、菟丝子、墨旱莲、五味子、枸杞子、地骨皮、黑芝麻各 10 克，黑豆

500 克。

制法：将黑豆用温水泡胀。其余 12 味中药分煎 4 次，去渣留汁，与黑豆一同煎煮至药液干涸，再将黑豆沙焙干备用，平时适量嚼食。

功效：润泽肌肤、活血化瘀、祛风下气、清热化湿、消肿利水。适宜肝肾不足所导致的白癜风患者食用。

◈ 香蔻二豆汤

用料：扁豆 50 克，红豆 100 克，鲜藿香叶 6 克，白豆蔻 3 克，精盐适量。

制法：将扁豆、红豆洗净，加水煮汤。待豆熟后，加鲜藿香叶、白豆蔻，煮至沸腾两次，去掉藿香叶、白豆蔻，加入精盐调味即可。吃豆喝汤。

功效：健脾利湿，解毒消肿，散恶血，消水肿，利小便，敛涩肠，开胃，通气，止呕。适宜湿热蕴阻引起的白癜风患者食用。

◈ 山药汤圆

用料：糯米粉 250 克，豆沙泥 50 克，人参 3 克，茯苓 10 克，山药 10 克，砂糖、猪油各适量。

制法：将人参、茯苓、山药分别晒干或烘干，打成细粉，与豆沙泥、砂糖、猪油混合后搅拌均匀，制成馅泥。将糯米粉用开水搅拌揉软，做成糯米粉团，将馅泥包裹在里面，做成汤圆。放入沸水锅中，煮熟即可。每日服用 2 次，每次吃 10 个汤圆。

功效：健脾益气，利湿止带。适宜节段型白癜风患者食用。

◈ 苍耳子炒鸡蛋

用料：鸡蛋 3 个，苍耳子 10 克，精盐、植物油各适量。

制法：鸡蛋打散、搅拌均匀；苍耳子仁，研成细末。将二者混在一起，搅拌均匀。锅置火上，注油烧至八成热时，倒入蛋液，煎熟，加入精盐和少量清水，煮沸即可。每日服用 1 剂，分 2 次服用。

功效：疏散风邪，化结消肿。适用于皮肤病的辅助治疗。

◈ 阿胶烫鸽蛋

用料：鸽蛋 5 个，阿胶 30 克。

制法：将阿胶置于碗中，加入适量清水，置于无烟火上漫漫烤化，趁热打入鸽蛋，搅拌均匀即可。早晚分 2 次食用。

功效：健脾补肾，解毒祛湿。适宜白癜风患者食用。

◈ 党参当归炖猪心

用料：猪心 1 个，党参 30 克，当归 15 克，精盐少许。

制法：将猪心剖开、洗净，与党参、当归一起放在炖盅内，加适量水，隔水炖熟，加入精盐调味即可。喝汤吃猪心。

功效：补心血，益心气，安心神。适宜气血不足引起的白癜风患者食用。

◈ 补骨脂炖猪腰

用料：补骨脂 15 克，猪腰 1 个，精盐少许。

制法：将猪腰洗净、切片，与补骨脂一起放入适量清水中煎汤,加入少许精盐调味即可。吃猪腰喝汤。

功效:益肾助阳,强腰益气。适宜肾虚所导致的白癜风患者食用。

4. 实用偏方

◈ 三味蜂蜜茶

用料:五月艾(根茎)45克,凤尾草15克,白茅根15克,蜂蜜10克。

制法:将前3种用料一同研成粗末,加入适量水煎取药汁,加入蜂蜜,搅拌均匀即可。每日服用1剂,在饭前分2次代茶饮用。

功效:清热利湿,凉血解毒,祛风消肿。适宜寻常型白癜风患者服用。

◈ 佛手玫瑰茶

用料:佛手5克,玫瑰花10克。

制法:以沸水冲泡代茶饮。

功效:芳香理气,健胃止呕,化痰止咳,消胀和胃,舒肝健脾,行血祛痹,散瘀止痛。适宜肝气郁结引起的白癜风患者服用。

◈ 甘麦莲枣饮

用料:甘草6克,淮小麦15克,麦冬10克,莲子15克,大枣30克。

制法:先将甘草、淮小麦、麦冬一同放入适量水中,煎取汁液,再用药汁煮莲子、大枣,煮熟即可食用。

功效:温中养神,补益血气,补肾健脾,清热止汗。适用于白癜风的辅助治疗。

◈ **月季花红糖饮**

用料:月季花15克,红糖少许。

制法:将月季花放入清水中,用小火煎煮,加入少量红糖调味即可,顿服。

功效:益气补血,健脾暖胃,缓中止痛,活血化瘀,排毒润肤,消肿。适宜气滞血瘀引起的白癜风患者服用。

◈ **铁树叶红枣饮**

用料:铁树叶200克,红枣10枚。

制法:将铁树叶与红枣洗净,一同放入锅中,加入适量清水,煎煮取汁。每日服用1剂,分3次服完,30日为1个疗程。

功效:清热止血,散瘀补血。适宜白癜风患者服用。

◈ **酒浸无花果叶**

用料:无花果叶、白酒各适量。

制法:将无花果叶洗净、切细,用白酒浸泡7天,用时以酒涂擦患处,每日涂擦3次。

功效:除痔疮,消肿痛。适宜各种类型的白癜风患者使用。

◈ **酒精泡乌梅**

用料:乌梅10克,75%乙醇100毫升。

制法:将乌梅放入酒精中浸泡7天。用时,先以温水洗净患处,然后用药液涂擦患处,每日涂擦3~4次。

功效:除热安神,强筋活脉,化浊祛瘀,去痣消毒。适宜白癜风患者涂擦。

痤疮患者的调养方案

饮食调养原则

(1)宜调整消化道功能。脾胃湿热,上蒸肌肤,可以使痤疮加重。肺与大肠相为表里,如大便不通,则肺火更旺。保持大便通畅,有利于湿热毒邪的排泄,应该养成每日大便的习惯。所以,要多吃一些具有润肠通便功效的食物。

(2)宜吃清凉祛热食品。痤疮患者大多数有内热,应多选用具有清凉祛热、生津润燥作用的食品,如猪瘦肉、猪肺、兔肉、鸭肉、蘑菇、银耳、黑木耳、芹菜、油菜、菠菜、苋菜、莴苣、苦瓜、黄瓜、冬瓜、茭白、西红柿、绿豆芽、绿豆、黄豆、豆腐、莲藕、梨、柑橘、柚子、苹果、香蕉、枇杷、西瓜、菱角、梨、柚子、山楂等。

(3)应多吃富含纤维素的食物,如各种粗粮等。

(4)应多吃富含维生素A的食物。维生素A能促进上皮细胞的增生,调解皮肤汗腺功能,减少酸性代谢产物对表皮的侵害,消除痤疮。富含维生素A的食物有金针菜、荠菜、小白菜、茴香、胡萝卜、菠菜、牛奶、动物肝脏等。

(5)应多吃富含维生素B_2的食物。维生素B_2能促进细胞内的生物氧化过程,参与糖类、蛋白质和脂肪的代谢,保持人体激素平衡,有保护皮肤、防止发生脂溢性皮炎的作用。动物内脏、乳类、蛋类、紫菜、蘑菇、黄豆、豌豆、胡萝卜、香蕉、葡萄、瘦肉、鸡肉、牛肉及绿叶蔬菜中都含有丰富的维生素 B_2。

(6)应多吃富含维生素 B_6 的食物。维生素 B_6 参与不饱和脂肪酸的代谢,对防治痤疮大有益处。富含维生素 B_6 的食物有蛋黄、瘦肉类、鱼类、豆类、奶类、干酵母、谷麦胚芽、白菜、胡萝卜、菠菜、香菇及动物肝脏、肾脏等。

(7)应多吃富含锌的食物。锌有一定的控制皮脂腺分泌和减轻细胞脱落、角化作用。富含锌的食物有贝类食物、动物肝脏、瘦肉、鱼、核桃仁、葵花籽、苹果、栗子等。

(8)凡与缺乏营养有关的皮肤病患者,一定要补充所缺乏的营养物质,如以皮炎、消化道及神经精神症状为主要表现的糙皮病患者,要补充高蛋白、富含烟酰胺的食物,如蛋类、奶类、肉类、豆类、花生、新鲜绿色蔬菜等。

(9)多喝水。痤疮患者早晨起来空腹喝一杯水,有助于排出体内毒素,如在水中加一片柠檬,效果更好。白天应喝7~8杯水。

宜吃的各类食品

(1)藕:味甘,性平,无毒。生吃可清热、凉血、散瘀、除烦,熟用可健脾、开胃、益气、养血、滋阴、生肌、止泻。藕肉捣汁服用,可解胸闷心烦、消食开胃、解酒毒及消酒后干渴,蒸食有滋补五脏、实下焦、开胃口等功效,适合因脾胃虚弱、气血不足而肌肤干燥、面色无华者。藕节具有健脾、开胃、养血、止血的功效。

(2)西瓜翠衣:具有清热解暑、生津止渴、平肝泄热、利尿润肠等功效。适用于胃热烦渴等症。把西瓜皮焙干,研末外用,可治口疮。

(3)百合:味甘、微苦,性平,无毒。有润肺止咳、清心安神、消食下气、消肿止痛、安心定神、养五脏等功效,对痤疮有治疗效果。

(4)草莓:味甘、酸,性凉,无毒。有润肺生津、止渴解热、消暑、健脾、利尿等功效。可增强皮肤对细菌的抵抗力,增加肠道中有益菌的数量,抑制有害菌滋生;丰富的维生素可促进大肠蠕动,增加粪便体积,有利于排出多余脂肪、毒素和胆固醇。

(5)蜂蜜:味甘,性平,无毒。具有养阴润燥、润肺补虚、调和肠胃、美容养颜、和百药、解药毒、养脾气、悦容颜等功效。

(6)豆浆:性平,味甘。具有利水下气、制诸风热、解诸毒、滋阴润燥、调和阴阳、消热防暑、生津解渴、祛寒暖胃、滋养进补等功效。

(7)蒜汁:性温,味辛、平。具有消肿解毒、杀虫、止咳祛痰、行气通窍等功效。

(8)柠檬汁:性平,味酸。具有生津、止渴、祛暑、消渴、健脾、消食等功效

(9)蘑菇:性凉,味甘。具有补益胃肠、理气化痰、抗癌防衰、止吐止泻等功效。

饮食误区与禁忌

(1)应忌食辛辣温热食物。痤疮本属内热之症,常吃性热食品易导致痤疮复发。如辣椒、芥末、生葱、生蒜、生姜、香

皮肤病的治疗与调养

菜、韭菜、羊肉、鸡肉、虾、南瓜、芋头、桂圆、荔枝、栗子、鲤鱼、鲢鱼、茶、咖啡等。

（2）应忌服补品。补药大多为热性之品，补后使人内热加重，更易诱发痤疮。

（3）应少吃甜食。人体摄入含糖量高的食物后，会使机体新陈代谢旺盛，皮脂腺分泌增多，从而使痤疮连续不断地出现。含糖量高的食物包括白糖、冰糖、红糖、葡萄糖、糖果、巧克力、冰淇淋、芒果等。

（4）应少吃快餐食品、腌熏食品、零食。可乐、果汁、方便面、火腿、香肠等食品吃得太多，容易造成便秘，从而引发痤疮。

（5）应少吃夜宵。夜宵不仅会增加胃肠的负担，还容易造成便秘，从而引发痤疮。

（6）应少吃脂肪含量高的食物。脂肪含量高的食物能产生大量热量，使内热加重，引起痤疮。如动物油脂、动物脑、肝脏、肾脏、奶油、鸡蛋黄、芝麻、坚果类食物及油炸食品、奶油糕点等。

（7）应少食腥发之物。腥发之物常可引起过敏，或使机体内热壅积，皮脂腺的慢性炎症扩大而难以祛除，加重痤疮病情。包括水产品（如虾类、蟹类、鱼类、贝类等）、某些肉类（如牛肉、羊肉、狗肉等）、韭菜等。

（8）应少摄取人工添加剂。过多摄取鸡精等人工添加剂，会加重内脏负担，造成黑素沉淀，不利于痤疮的康复。

（9）忌烟、酒。

调养食谱

1. 调养粥汤

◈ **桃仁山楂粥**

　　用料：桃仁、山楂各 9 克,大米 100 克,白糖适量。

　　制法：将桃仁、山楂洗净,用水煎取汁液,倒入煮好的大米粥内,加入适量白糖食用。每日食用 1 剂,连服 7～10 日。

　　功效：活血化瘀,润肤散结。适宜湿阻血瘀型痤疮患者食用。

◈ **杏仁薏苡仁粥**

　　用料：甜杏仁、海藻、海带各 9 克,薏苡仁 30 克。

　　制法：将甜杏仁、海藻、海带加水适量煎煮熟烂,再入薏苡仁煮至米熟即可。每日 1 剂,连服 20～30 剂。

　　功效：宣肺除湿,化瘀散结。适宜热壅血瘀证型痤疮患者食用。

◈ **山楂冬瓜仁羹**

　　用料：山楂 15 克,冬瓜仁 15 克,马蹄粉 30 克,冰糖适量。

　　制法：将山楂洗净,切片;马蹄粉加水,调成糊状。将山楂和冬瓜仁一同放入锅中,加入适量水,用中火烧开,然后改用小火煮 10 分钟,放入适量冰糖,然后将马蹄粉糊慢慢倒入锅中,边倒边搅拌,待水烧开后即可。可当做点心吃,每日吃 2 次。

　　功效：清肺热,利湿热。适用于痤疮、丘疹,伴有食欲不振、口干、尿赤等症。

◈ 绿豆薏仁汤

用料：薏仁、绿豆各 80 克，蜂蜜 10 毫升。

制法：分别把绿豆、薏仁洗净，放入锅内，加入适量水，炖至烂熟后，稍焖几分钟。食用时，加入蜂蜜调味。

功效：清热止渴，消软皮肤硬结。适用于治疗粉刺、脂溢性皮炎、皮疣等症。

2. 调养菜谱

◈ 凉拌苋菜

用料：鲜苋菜、鲜冬苋菜、鲜马赤苋菜各 100 克。

制法：以上 3 味分别用开水焯八成熟，捞出浸入冷水中 5～10 分钟后取出沥干水分，切段，放入盘中，加精盐、鸡精拌匀即可。

功效：清热解毒、凉血。适宜肺胃热盛证型痤疮患者食用。

◈ 海蜇二菜

用料：海蜇 200 克，紫菜 15 克，芹菜 50 克，鸡精、盐、醋各适量。

制法：海蜇洗净切丝，紫菜撕碎。芹菜切丝用开水焯过，再以凉开水浸渍，捞出控干水分，与海蜇丝、紫菜一起拌匀，加鸡精、盐、醋调味即可。

功效：清热凉血，化瘀散结。适宜热壅血瘀证型痤疮患者食用。

◈ 腌三皮

用料:西瓜皮 200 克,冬瓜皮 300 克,黄瓜皮 400 克,精盐、鸡精各适量。

制法:刮去西瓜皮的蜡质外皮,洗净;刮去冬瓜皮上的绒毛,洗净;黄瓜皮洗净。将 3 种瓜皮一起煮熟,待冷却后,切成条块,放置于容器中,加入适量精盐、鸡精,腌制 12 小时,即可食用。

功效:清热利水,解毒消肿,生津止渴,解暑除烦。适宜玫瑰痤疮患者食用,连续食用有较好疗效。

◈ 花椰菜炒绿豆芽

用料:花椰菜 1 个,绿豆芽 320 克,花生油、酒、盐各适量。

制法:花椰菜放入稀释盐水中浸泡片刻,取出洗净,切开小朵;绿豆芽洗净,沥干水分。锅置火上,注花生油烧热,下入花椰菜炒至变色,加入绿豆芽,用旺火翻炒均匀,烹酒,以盐调味,炒至菜熟即可。

功效:助消化,增进食欲,生津止渴。花椰菜中所含的类黄酮物质较多,可有效防止感染;所含维生素 K 有也利于皮肤外伤的治疗和痊愈。适宜痤疮患者食用。

◈ 香菇豆腐

用料:豆腐 300 克,香菇 3 只,榨菜、酱油、糖、香油、淀粉各适量。

制法:豆腐切成四方小块,中心挖空;香菇泡软,洗净剁碎；榨菜剁碎。将香菇、榨菜加入糖及淀粉拌成馅料，并酿入豆腐中心。将制作好的豆腐块摆在碟上，上苙蒸熟，再淋上香油、酱油即可。

功效：益气和中，生津润燥，清热解毒。适宜痤疮患者食用。

◈ 炒菜丝

用料：椰菜、青椒、洋葱、黄瓜各 30 克，甘笋丝、冬菇、西芹、笋肉、白萝卜、天津白菜各 30 克，上汤、酒、淀粉、砂糖、胡椒粉、花生油各适量。

制法：将椰菜、青椒、洋葱、黄瓜洗净，切丝；甘笋丝、冬菇、西芹、笋肉、白萝卜、天津白菜洗净，切丝，并泡热油备用。锅置火上，注油烧热，下椰菜丝、青椒丝、洋葱丝、黄瓜丝翻炒片刻，加入泡入热油的众菜丝兜炒均匀，再加入上汤、酒、适量清水、淀粉、砂糖、胡椒粉、花生油调味，炒熟即可。

功效：清热解毒，生津止渴，化瘀通络，对皮肤粗糙、疮肿等有很好的辅助治疗作用。适宜痤疮患者食用。

◈ 藕栗炒莴苣

用料：火腿 50 克，鲜藕 100 克，鲜莴苣 100 克，鲜栗子 100 克，植物油、精盐、鸡精各适量。

制法：火腿切片；栗子去壳切片；鲜藕、莴苣洗净切片。火腿片、栗子片入锅炒至半熟时加入切好的藕片，炒至将熟时再加入莴苣片，然后加入食油、鸡精炒熟即可。

功效：清热益气，化瘀散结。适宜热壅血瘀证型痤疮患者食用。

◈ **兔肉藕片**

用料：兔肉 150 克，鲜藕 200 克，红花 6 克，麻油 30 克，植物油、精盐、鸡精各适量。

制法：兔肉洗净切片；鲜藕洗净切片。锅置火上，注入麻油烧开，浇于红花上。待凉后捞去红花，留油注入锅内继续加热，煸炒兔肉，待半熟时加藕片同炒，再加入精盐、鸡精调味即可。

功效：清热凉血，活血化瘀。适宜热壅血瘀证型痤疮患者食用。

◈ **猪肉三瓜片**

用料：瘦猪肉 50 克，苦瓜 100 克，丝瓜 100 克，黄瓜 100 克。

制法：猪肉洗净切片；苦瓜、丝瓜、黄瓜洗净均切片。猪肉片入油锅中煸炒至半熟，再依次放苦瓜片、丝瓜片、黄瓜片同炒，加入精盐、鸡精调味，炒熟即可。

功效：清热解毒，除湿止痒。适宜肺胃热盛证型痤疮患者食用。

3. 调养药膳

◈ **大豆益母粥**

用料：黑大豆 150 克，益母草 30 克，桃仁 10 克，苏木 15 克，大米 100 克，红糖适量。

制法：先将益母草、苏木、桃仁用水煎煮 30 分钟，滤出药液，再将黑豆倒入药液，加入适量水，煮至八成熟时倒入大米

皮肤病的治疗与调养

煮至米烂粥稠,加入适量白糖即可。早晚各服 1 小碗。

功效:活血化瘀。适宜硬结痤疮患者食用。

◈ 枇杷石膏粥

用料:枇杷叶 10 克,鱼腥草 100 克,石膏 30 克,大米 100 克。

制法:将枇杷叶、鱼腥草、石膏放入适量水中,煎取汁液,再放入大米煮粥。分 2 次服用。

功效:清宣肺热,凉血利湿。适宜肺经风热型痤疮患者食用,表现为颜面潮红,粉刺湿热疼痛,或有脓疮,舌质发红。

◈ 绿豆百合粥

用料:绿豆 100 克,百合 50 克,大米(或糯米)适量,冰糖少许。

制法:将绿豆洗净,加水煮至裂开后,加入大米(或糯米)煮成粥,再加入百合同煮片刻,放入冰糖调匀即可。每日分 2 次吃完。

功效:清热解毒,利尿消肿。适宜湿热蕴结型痤疮患者食用,表现为皮疹红肿,有脓疱,口臭、口干,舌苔发红。

◈ 银花知母粥

用料:金银花 9 克,生石膏 30 克,知母 15 克,大米 60 克。

制法:将金银花、生石膏、知母一同放入锅内,加入适量水煎煮,去渣取汁,加入大米,熬至粥熟。每日食用 1 次,7 日为 1 个疗程。

功效:清热解毒。适宜玫瑰痤疮患者食用。

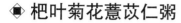

◆ 杷叶菊花薏苡仁粥

用料：枇杷叶 9 克，菊花 6 克，薏苡仁 30 克，大米 50 克。

制法：将枇杷叶、菊花加入 3 碗水，用小火煎至剩 2 碗水，去渣滓，加入薏苡仁、大米和适量水，煮成粥。每日食用 1 剂，连服 10 天为 1 个疗程。

功效：清热解毒、化痰止咳、除湿润燥。适宜痤疮初起患者食用。

◆ 荷叶贝母桃仁粥

用料：荷叶半张，贝母、桃仁、山楂各 10 克，大米 60 克。

制法：将前 4 味水煎后去渣取汁，放入大米煮粥。每日 1 剂，连用 30 天。

功效：抗病毒，清热消肿，开郁散结。适宜结节性、囊肿性痤疮患者食用。

◆ 薏苡仁海带双仁粥

用料：薏苡仁 15 克，枸杞子、桃仁各 15 克，海带末、甜杏仁各 10 克，绿豆 20 克，大米 50 克。

制法：将桃仁、甜杏仁用纱布包好，放入水中煎取汁液，再加入薏苡仁、海带末、枸杞子、大米、绿豆煮成粥。每日食用 2 次。

功效：清热解毒，清火消炎，活血化瘀，养阴润肤。适宜痤疮患者食用。

皮肤病的治疗与调养

◈ **荷叶冬瓜汤**

用料：鲜荷叶 1 张，鲜冬瓜 500 克，盐、鸡精各适量。

制法：将鲜荷叶、鲜冬瓜洗净，一同放入砂锅中，加清水适量，煲至熟，加盐、鸡精调味即可。饮汤食冬瓜。

功效：清热散瘀。适宜痤疮患者食用。

◈ **海带生地黄绿豆瘦肉汤**

用料：海带、生地黄各 18 克，绿豆 100 克，陈皮 3 克，猪瘦肉 100 克，精盐少许。

制法：将海带洗净，泡发，切丝；猪肉、陈皮洗净，切丝。上述用料一同置于砂锅内，加适量水，用小火煮 2 小时，加少许精盐即可。

功效：清热解毒，凉血养阴。适宜痤疮患者食用，经常吃可防止痤疮反复发作。

◈ **剑花猪肺汤**

用料：剑花 30 克，猪肺 1 具，盐少许。

制法：分别将剑花、猪肺洗净，切成块，一同置于砂锅中，先以大火煮沸后，再改用小火煮至猪肺熟透，捞起切块，放入清汤内，待汤煮沸后，加入适量精盐即可。

功效：清肺热，养肺阴。适宜鼻赤面红、有轻度瘙痒的痤疮患者食用。

4. 实用偏方

◈ 果菜绿豆饮

用料：小白菜、芹菜、苦瓜、青椒、柠檬汁、苹果、绿豆、蜂蜜各适量。

制法：先将绿豆煮 30 分钟，去豆取汁。将小白菜、芹菜、苦瓜、青椒、苹果分别洗净，切成段或块，榨汁，加入绿豆汁、柠檬汁、蜂蜜，调成合适的口味。每日饮用 1 次或 2 次。

功效：清热解毒，防治痤疮。适宜痤疮患者饮用。

◈ 山楂香蕉饮

用料：山楂 30 克，香蕉 2 克，冰糖适量。

制法：山楂加水大火煮沸 15 分钟后，放入香蕉续煮 1～2 分钟，加冰糖适量调味即可。饮汤食山楂和香蕉。

功效：清热散瘀。适宜痤疮患者饮用。

◈ 果菜防痤汁

用料：苦瓜、黄瓜、芹菜、梨、橙子、菠萝各适量。

制法：将苦瓜去籽，菠萝去皮，切块；将黄瓜、芹菜、梨、橙子及苦瓜、菠萝同搅汁，调入蜂蜜饮服。每日 1 次或 2 次。

功效：清热解毒，杀菌消肿，散瘀破结，清心润肺。适宜痤疮患者饮用。

◈ 荸荠玉米散

用料：荸荠、玉米各 15 克，冰糖少许。

制法：将荸荠、玉米研成粉末，混合拌匀，加入少许冰糖，用开水冲调饮用。每日服用 1 次,连服 1 个月。

功效:清热利湿。主治痤疮、丘疹,伴有口臭、口干、小便黄赤等症状。

◈ 白果仁外用方

用料:白果仁适量。

制法:将白果仁切开,涂擦洗净的患处,反复数次,常用有效。

功效:杀虫,消肿。适宜痤疮患者使用。

◈ 蜂蜜青浮萍膏

用料:蜂蜜 50 毫升,青浮萍 150 克。

制法:将青浮萍去杂质,洗净晒干研成极细末,加入蜂蜜调成软膏,每晚睡前涂面,次日清晨用温水洗去。

功效:清热解毒。适宜雀斑、粉刺患者使用。

◈ 蜂蜜白菜叶汁

用料:蜂蜜 45 毫升,大白菜叶 2 片。

制法:将大白菜叶压碎,拌以蜂蜜搅和均匀,然后用纱布过滤绞汁,每日早晚用脱脂棉蘸汁轻轻涂在面上,再按摩数分钟,然后用温水洗去即可。

功效:清热解毒。适宜粉刺患者使用。

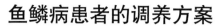

鱼鳞病患者的调养方案

饮食调养原则

（1）宜多吃富含维生素 A 的食物。鱼鳞病患者体内维生素 A 的含量明显低于正常人，因而出现皮脂腺萎缩、皮肤过度角化等症状，补充维生素 A 可有效缓解病情。菠菜、红薯、胡萝卜、青椒、南瓜、动物肝脏、奶制品等均含丰富的维生素 A。

（2）宜多吃富含维生素 C 的食物。维生素 C 能参与胶原蛋白合成，从而保持皮肤的弹性与活力。另外，还有增强身体免疫功能、抑制炎症、缓解压力和疲劳等作用，对鱼鳞病患者十分有益。

（3）宜多吃富含维生素 E 的食物。维生素 E 是一种抗氧化剂，能促进人体细胞的再生与活力，因而能帮助鱼鳞病患者恢复皮肤正常功能、提高皮肤免疫力。富含维生素 E 的食物有菠菜、莴苣、卷心菜、红薯、山药、猕猴桃、杏仁、榛子、核桃、玉米，以及各种植物油等。

（4）宜多吃富含蛋白质的食物。蛋白质能更新和修补人体组织，并可促进体内毒素代谢，增强身体免疫力，其中的胶原蛋白更可保持皮肤的光泽与弹性，对防治鱼鳞病大有裨益。鱼鳞病患者应以摄取植物蛋白为主，如芝麻、核桃、杏仁、松子等干果类，及豆类中的蛋白质，也可通过奶类和蛋类摄取。

（5）宜食具有缓解压力、稳定情绪作用的食物。过度紧张、长期抑郁、突受刺激等精神因素常可诱发或加重鱼鳞病，鱼鳞病患者可食用牛奶、猪瘦肉、鹌鹑蛋、龙眼、桑椹子等具有养血、益气、安神功效的食物来缓解病情。

（6）饮食宜清淡，应少吃辛辣、生冷、油腻的食物。做菜宜采用清蒸、清炒、清炖等方法烹制食物，少用煎、炸、烤等方法。

宜吃的各类食品

（1）芝麻：具有养血、益肝、补肾、润燥、乌发、养颜、安神等功效。适宜各种病因的鱼鳞病患者食用。

（2）玉米：性平，味甘。具有凉血泄热、利水消肿、排毒养颜等功效。

（3）苜蓿：性凉，解热。具有消内火、清脾胃、润滑肠道、止血凝血等功效。富含维生素 A，对减轻鱼鳞病症状十分有利。

（4）豆腐：性凉，味甘。具有益气和中、生津润燥、清热解毒、养肝补虚、促进毒素代谢等功效，是鱼鳞病患者饮食调理之佳品。

（5）菠菜：菠菜富含维生素 A，能防止皮肤过度角化，缓解鱼鳞病症状加重。

（6）油菜：性凉，味甘。具有散血排毒、消肿敛疮等功效，且可有效抑制皮肤过度角化。

（7）胡萝卜：性平，味甘。富含维生素 A，具有润燥清肺、明目润肤、延缓衰老、强身健体等功效，能有效改善皮肤和机体状态。

（8）南瓜：性温，味甘，无毒。具有润肺益气、养胃护脾、和血养血、促进排毒、养颜润肤等功效。

皮肤病的治疗与调养

（9）红薯：性平，味甘。具有补中和血、益气生津、宽肠利胃、通便排毒、敛疮生肌等功效。

（10）桑椹子：性寒，味甘。具有清虚散热、滋阴补血、护肝养肾、利水消肿、润肠排毒、乌发驻颜、安神镇魄等功效。

（11）猪肝：是最理想的补血食物之一，含有丰富的铁和维生素 A，具有补血益气、养肤明目、促进排毒、强体健身等功效，是鱼鳞病患者调养之佳品。

（12）牛奶：可润泽肌肤，使皮肤光滑有弹性，且具有补肺养胃、生津润肠、静心安神等功效。适宜鱼鳞病患者饮用。

（13）乌鸡：具有补气益血、滋肝养肾、养血益精等功效，是鱼鳞病患者调养身体的佳品。

饮食误区与禁忌

（1）忌食辛辣刺激性食物。如辣椒、韭菜、生蒜、生葱、生姜、芥末等。

（2）忌食发物。如香菜、香椿、芹菜、蘑菇、羊肉、牛肉，以及鱼、虾等海鲜。

（3）忌饮酒。无论啤酒、白酒，还是果酒或是一些含酒精的饮料，鱼鳞病患者都要避免饮用。

调养食谱

1. 调养粥汤

◆ 冰糖绿豆苋菜粥

原料：绿豆 90 克，苋菜 100 克，冰糖 20 克，大米 100 克。

制法：绿豆、大米淘洗干净；苋菜择洗干净，切段；冰糖压碎备用。锅内注水 500 毫升，放入大米、绿豆，用大火煮沸后，改小火再熬 1 小时至熟烂，加入苋菜、冰糖煮熟即成。

功效：清热解毒，补肝养血，滋养皮肤。适宜气燥血虚的鱼鳞病患者食用。

◈ 胡萝卜羊肝粥

用料：羊肝 50 克，大米 50 克，胡萝卜 50 克，花生油、葱各适量。

制法：大米淘洗干净；羊肝洗净切薄片；胡萝卜洗净切丁；葱洗净切末。锅中注油烧热，入葱末煸香后，加胡萝卜丁炒熟备用。大米入锅，加适量清水煮粥，将熟时放入羊肝、胡萝卜，煮熟即成。

功效：促进毒素代谢，益血补肝，滋润皮肤。适宜气血虚弱的鱼鳞病患者食用。

◈ 核桃仁豌豆羹

用料：豌豆、核桃仁各 250 克，藕粉 50 克，白糖适量。

制法：豌豆洗净，入锅煮至熟烂后，捣成浆糊；核桃仁去皮，入油炸透，剁成细末备用。锅内注水煮沸，加入豌豆浆糊、白糖搅匀，再次煮沸后加入藕粉调成稀糊状，再撒入核桃仁末即成。

功效：抗菌消炎，补血益气，促进毒素代谢。适宜鱼鳞病患者食用。

◈ **猪肝豌豆苗汤**

用料：猪肝 50 克，豌豆苗 25 克，盐、酱油、香油、鸡精各适量。

制法：豌豆苗洗净；猪肝洗净切薄片，用凉水浸泡。锅内注水，入肝片，大火煮沸后撇去浮沫，加酱油、鸡精，改小火再次煮沸后加豌豆苗、盐、香油即成。

功效：益肝养血，消肿抗炎，爽滑肌肤。适宜肝肾阴虚的鱼鳞病患者食用。

◈ **甘蔗胡萝卜猪骨汤**

用料：猪脊骨 650 克，胡萝卜 600 克，甘蔗 300 克，陈皮 5 克，盐适量。

制法：甘蔗去皮，洗净，斩段，从中间破开；胡萝卜去皮，洗净，切块；猪脊骨、陈皮洗净。锅置火上，注水烧沸，放入甘蔗段、胡萝卜块、陈皮、猪脊骨，再次烧沸后改中火煲 3 小时，入盐调味即成

功效：滋阴补肾，和中补血，生津润肤。适宜血虚肾弱的鱼鳞病患者食用。

◈ **南瓜青椒汤**

用料：南瓜 500 克，青椒 100 克，植物油、盐、鸡精各适量。

制法：南瓜洗净，削皮去瓤，切成粗丝；青椒洗净，去蒂去籽，切丝后，用盐腌 2 分钟，略漂沥干备用。锅置火上，注油烧至七成热，放入青椒丝、南瓜丝煸炒后，注入适量温水烧沸，煮至熟烂，调入盐、鸡精即成。

功效：祛风解毒，温中补血，润泽肌肤。适宜鱼鳞病患者

食用。

2. 调养菜谱

◈ 红薯蒸板栗

用料：红薯 250 克，鲜板栗 100 克，冰糖、色拉油各适量。

制法：红薯去皮，切块；板栗用刀切小口，入沸水中稍煮后，剥皮备用。锅中注油烧热，入红薯块和板栗，炸至色泽深黄时捞出；冰糖碾碎，撒在红薯、板栗上，上笼蒸熟即成。

功效：补中生血，健脾强肾，生津润肤。适宜久病体虚的鱼鳞病患者食用。

◈ 芝麻菠菜

用料：菠菜 200 克，白芝麻 20 克，盐、鸡精、香油各适量。

制法：芝麻淘洗干净，沥干后，用文火炒熟备用；菠菜择洗干净，焯透沥干。待菠菜晾凉后，放入盘中，加鸡精、盐，撒上芝麻，淋入香油即成。

功效：祛风润肠，益肝养血，生津润肤。适宜久病体虚的鱼鳞病患者食用。

◈ 炝莴苣腐竹

用料：腐竹、莴苣、猪瘦肉各 200 克，胡萝卜、冬笋、木耳各 40 克，花椒油、盐、鸡精、淀粉各适量。

制法：腐竹洗净，泡发切段，略焯后捞出沥干；莴苣、胡萝卜洗净去皮，切薄片；冬笋切薄片，略焯沥干；木耳洗净泡发；猪瘦肉切片，用湿淀粉上浆后，投入沸水中划散，捞出沥干备用。将腐竹段、莴苣片、胡萝卜片、冬笋片、猪瘦肉片、木耳装盘,调入盐、鸡精,浇上热花椒油拌匀即成。

功效:促进毒素代谢,养血驻颜,补肾益肝,静心和气。适宜由精神因素诱发的鱼鳞病患者食用。

◈ 八宝豆腐

用料:豆腐 300 克,鸡肉 30 克,火腿 25 克,松仁 15 克,鲜蘑 15 克,南瓜子仁 3 克,盐、鸡精、料酒、胡椒粉、炼制猪油、鸡油、淀粉各适量。

制法:豆腐切小块;鸡肉洗净,煮熟后切末。火腿切末;锅置火上,注油烧热,放入豆腐块,加盐略炒后,注入适量清水,烧至水沸,加鸡肉末、蘑菇末、松仁、南瓜子仁,小火稍烩后,改旺火收紧汤汁,勾芡后,调入鸡精盛出,撒上火腿末、胡椒粉,淋上鸡油即成。

功效:活血通络,补虚益肾,细腻肌肤。适宜身体虚弱的鱼鳞病患者食用。

◈ 木耳山药

用料:黑木耳 150 克,山药 250 克,青椒 100 克,盐、鸡精、胡椒粉、蚝油、花椒、蒜、葱、淀粉各适量。

制法:黑木耳洗净泡发;青椒洗净切粗丝;葱切花、蒜切片;山药洗净去皮,切成滚刀块,黏一层干淀粉,入油炸成金黄色备用。锅置火上,注油烧至三成热,入花椒炸香后取出,原锅放入蒜片、葱花煸香,注入适量水,放入木耳以大火煮片刻,调入盐、鸡精、蚝油、胡椒粉,再放入山药和青椒丝,自然收汁出锅即成。

功效：补虚强身,消炎祛毒,养血驻颜。适宜身体虚弱的鱼鳞病患者食用。

◈ **松仁玉米**

用料：玉米粒 400 克,松仁 100 克,青椒 20 克,香葱、盐、白糖、鸡精、花生油、香油各适量。

制法：青椒洗净切丁;香葱切末;玉米粒放入沸水中煮至八成熟,捞出沥干;松仁炸至淡黄色备用。锅中注油烧热,入香葱煸香,放入青椒丁、玉米粒煸炒至熟,调入盐、鸡精和白糖,淋入香油,装盘后撒上松仁即成。

功效：补中生血,健脾益胃,滋润皮肤。适宜脾虚胃弱的鱼鳞病患者食用。

◈ **奶油卷心菜**

用料：奶油 100 克,卷心菜 300 克,胡萝卜 100 克,青豆 50 克,番茄 50 克,盐、鸡精、玉米淀粉各适量。

制法：卷心菜、胡萝卜洗净,焯透后捞出沥干,切粗丝;番茄,去皮去籽,切片。锅中注水烧热,加盐、鸡精、奶油烧沸后用淀粉勾芡,放入卷心菜丝、胡萝卜丝、番茄片、青豆同煮至沸即成。

功效：促进血液循环,益肾润肠,滋养皮肤。适宜鱼鳞病患者食用。

◈ **海南猪肝**

用料：猪肝 300 克,油菜 250 克,浓缩橘汁 50 克,鸭蛋 80 克,小麦面粉、面包屑、酱油、花生酱、番茄酱、白糖、黄酒、醋、盐、炼制猪油各适量。

制法：猪肝切片，用酱油、盐、黄酒腌5分钟；取鸭蛋清搅打成液；油菜洗净，入锅炒熟；橘汁、醋、白糖、番茄酱、花生酱调成酱汁备用。锅置火上，注油烧至五成热，猪肝片先黏匀面粉，再蘸蛋清液，然后滚匀面包屑，下锅油炸；待油温升至七成热时，改小火继续炸至表皮呈金黄色，捞起装盘，把酱汁淋于肝片上，盘边配饰油菜即可。

功效：补肝养血，解毒消炎，抑制皮肤过度角化。适宜肝肾虚弱的鱼鳞病患者食用。

◈ **鹌鹑蛋烧油菜**

用料：鹌鹑蛋200克，油菜心250克，番茄150克，盐、鸡精、白糖、料酒、姜、葱、植物油、高汤各适量。

制法：葱、姜洗净，葱切丝，姜切片；油菜洗净，略焯沥干；鹌鹑蛋煮熟剥皮；番茄剥皮，切成8块备用。锅内注油烧至八成热，入姜、葱、高汤，煮沸后将姜、葱夹出，放入油菜心，调入盐、鸡精、料酒，煮熟后捞出，摆在鹌鹑蛋周围，再配饰以番茄块，最后将锅内汤汁勾芡后浇在菜上即成。

功效：补血益气，安神补脑，润泽肌肤，抑制皮肤过度角化。适宜久病体虚或由精神因素诱发的鱼鳞病患者食用。

3. 调养药膳

◈ **苣蕒子蛋**

用料：鸡蛋150克，苣蕒子5克。

制法：鸡蛋煮熟，去壳；苣蕒子研碎，置瓦罐中，加适量清水,以旺火煮沸后,改小火煮 20 分钟;放入去壳鸡蛋,再煨 30 分钟即成。

功效:补血益气,补肾清毒,润泽肌肤。适宜鱼鳞病患者食用。

◈ **桑椹粥**

用料:桑椹 15 克,红枣 30 克,大米 60 克。

制法:桑椹、红枣洗净;大米淘洗干净。锅内注水,放入大米、桑椹、红枣同煮至粥熟即可。

功效:补肝益肾,生津润肤,促进排毒。适宜鱼鳞病患者食用。儿童鱼鳞病患者不宜多食。

◈ **黄芪山药羹**

用料:山药 150 克,黄芪 30 克,白糖适量。

制法:黄芪洗净;山药洗净,切薄片。锅中注水,放入黄芪,以小火煎煮半小时,滤去药渣后,放入山药片,再煎煮半小时,调入白糖即成。

功效:补气固表,利肝排毒,敛疮生肌。适宜鱼鳞病患者食用。

◈ **白果雪梨菊花汤**

用料:牛奶 400 克,白果 30 克,雪梨 4 个,白菊花 4 朵,蜂蜜适量。

制法:白果去壳、衣、心;雪梨去皮,切小块;白菊花去蒂洗净,取花瓣备用。锅内注水,加入白果、雪梨,以大火煮沸后,改小火煲至白果熟烂,加牛奶、菊花瓣再次煮沸,稍凉后调入蜂蜜即可。

功效：养血生肌，润肤养颜，平气安神。适宜由精神因素诱发的鱼鳞病患者食用。

◈ 银耳枸杞鸡肝汤

用料：鸡肝100克，银耳15克，枸杞子10克，茉莉花20朵，盐、鸡精、料酒、姜、淀粉各适量。

制法：银耳去蒂洗净，泡发，撕成小块；茉莉花去蒂洗净；枸杞子洗净；生姜洗净榨汁；鸡肝洗净，切薄片，加盐、料酒、生姜汁、淀粉拌匀备用。锅内注水，加入盐、鸡精、料酒、生姜汁，再放入银耳、鸡肝、枸杞子，烧沸后撇去浮沫，改小火煮至鸡肝嫩熟，盛出撒入茉莉花即成。

功效：补肝益肾，养血益气，润泽肌肤。适宜肝肾阴虚的鱼鳞病患者食用。

◈ 芝麻枸杞乌鸡汤

用料：黑芝麻80克，乌鸡500克，枸杞子40克，红枣20克，姜、盐各适量。

制法：黑芝麻炒香后洗净；乌鸡去毛及脏，洗净；枸杞子洗净；红枣去核；生姜洗净切片。锅中注水烧沸，放入乌鸡、黑芝麻、枸杞子、红枣、生姜后，改中火煲3小时，加盐调味即成。

功效：滋肝养肾，养血益精，生发润肤。适宜体虚血亏、肝肾不足的鱼鳞病患者食用。

◈ 梅苏拌藕

用料：莲藕100克，梅子250克，紫苏150克，盐、白糖、

白醋各适量

制法：梅子用石灰水浸泡 10 天左右，泡好后洗净，去核切丝；紫苏去叶，晾晒干燥后切丝，用盐腌出红水；莲藕去皮及两头，洗净，切粗条，放入盐、醋腌软后，清洗干净。紫苏丝、梅子丝加入白糖拌匀；藕条放入糖、醋拌匀，码放盘中，将梅苏浇盖在上面即成。

功效：温中散寒，敛疮祛毒，生津润肤。适宜鱼鳞病患者食用。阴虚气滞者忌食。

◈ 当归赤豆煲猪肝

用料：猪肝 300 克，赤小豆 100 克，当归 25 克，肉桂 8 克，盐、香油各适量。

制法：猪肝洗净切片，略汆后沥干；赤豆洗净浸泡；当归、肉桂洗净。锅中注水，放入猪肝、赤小豆、当归煮约 1 小时后，放入肉桂，再煮约半小时后，调入盐、香油即可。

功效：补肝益血，利肾排毒，滋养皮肤。适宜肝肾虚弱的鱼鳞病患者食用。

◈ 黄焖参术羊肝

用料：羊肝 500 克，玉兰片 50 克，冬菇 50 克，苍术 10 克，玄参 10 克，酱油、甜面酱、白糖、料酒、葱、姜、炼制猪油各适量。

制法：羊肝去杂洗净，略汆后切条，用竹插在羊肝上划一个口；玉兰片洗净切条；冬菇洗净，略焯后沥干；葱、姜洗净，切末；苍术、玄参洗净，煎成浓汁备用。锅置火上，注油烧至六成热，加白糖炒至变色后，加入少许清水，放入酱油、葱末、姜末、玉兰片、冬菇翻炒后盛出。锅内再注油以中火烧至七成热,加甜面酱煸香,放入羊肝、药汁、少许清水和炒好的冬菇、玉兰片煨至汤稠即成。

功效:祛风散寒,凉血滋阴,泻火解毒,明目驻颜,滋润皮肤。适宜阴虚火旺的鱼鳞病患者食用。

4. 实用偏方

◈ 麻枣蜜糖

用料:黑芝麻 60 克,乌枣 200 克,蜂蜜 500 毫升,冰糖 300 克。

制法:乌枣煮熟,去皮去核,捣烂成泥;蜂蜜、糖熬制成膏后,加入枣泥、黑芝麻,凝固切成糖块大小即成。

功效:益肝养血,润燥养颜。适宜鱼鳞病患者食用。

◈ 绿豆沙牛奶

用料:绿豆 300 克,牛奶、白糖各适量。

制法:绿豆去杂洗净。锅内注水,放入绿豆煮至熟烂。每次饮用时,取熟绿豆两汤匙,与 1 杯量的牛奶同放入果汁机内搅打成汁,调入白糖即成。

功效:利肝清毒,滋润皮肤,静心安神。适宜由精神因素诱发的鱼鳞病患者使用。

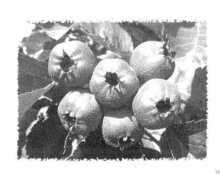

◈ 山楂桑椹煎

用料:山楂 30 克,桑椹 30 克。

制法：山楂、桑椹用温水浸泡后冲洗干净。锅内注水，放入山楂、桑椹，以小火煎煮 20 分钟即成。日服 2 次。

功效：益脾健胃，和气养血，生津润肤，促进毒素代谢。儿童鱼鳞病患者不宜多食。

◈ 清炖龙眼肉

用料：龙眼 400 克，蜂蜜适量。

制法：龙眼入锅蒸 30 分钟后，置阳光处晒 2 小时。如此蒸晒 5 次后，加清水适量，调入蜂蜜，以小火炖至熟烂即成。

功效：养血补气，静心安神，滋润皮肤，防止脱发。适宜阴虚血亏或由精神因素诱发的鱼鳞病患者食用。

◈ 马铃薯胡萝卜面膜

用料：马铃薯、胡萝卜各适量。

制法：马铃薯、胡萝卜洗净，捣成汁，直接敷于皮肤患处，20 分钟后洗去即可。

功效：滋润、嫩滑肌肤，抑制过度角化。适宜鱼鳞病患者敷用。

湿疹患者的调养方案

饮食调养原则

（1）宜吃具有可祛湿利水的食物。人体内水分运行滞涩不顺，身体便会处于"湿"的状态。"湿"是湿疹发生的诱因之一，祛除体内湿气是缓解湿疹症状的关键，因此湿疹患者要多吃大麦、小麦、玉米、扁豆、黄瓜、苦瓜、白菜、竹笋、田螺等祛湿利水的食物。

（2）宜吃具有清热功效的食物。湿疹患者多体内热毒蕴结不散或久病生风生燥，可多吃性味寒凉的食物，以清除体内的热毒，如冬瓜、丝瓜、菠菜、荸荠、白萝卜、银耳、桑椹、西瓜、梨、苹果、猕猴桃等。

（3）慢性湿疹患者宜吃具有生血养血功效的食物。慢性患者久病伤血，往往气弱血虚、生风生燥，因此可多吃燕麦、菠菜、银耳、鸽蛋、鹌鹑、瘦猪肉、猪肝、桃、荔枝等益气养血的食物。

（4）宜适当补充锌元素。锌是一种维持酶系统和细胞正常运作的矿物质，能够促进胶原蛋白的合成，可保护皮肤，促进伤口愈合。湿疹患者血液中的锌含量普遍偏低，适当补充有助于恢复皮肤健康。肉类、动物肝脏、乳制品、禽蛋、大豆、全麦制品及各种坚果中的锌含量都较为丰富。

（5）使入过敏食物是诱发湿疹的重要因素，因此湿疹患者在食用以前没有吃过的食物时，要先少量进食，在确定无过敏反应后，才可放心食用。

（6）饮食宜清淡，少油腻、忌辛辣。宜多采用清蒸、清炒、清炖等方法烹制食物，少用煎、炸、烤等方法。

宜吃的各类食品

（1）燕麦：性平，味甘。具有收敛止血、固表止汗、调节代谢、保持皮肤弹性等功效。适宜慢性湿疹患者食用。

（2）荞麦：性平，味甘。具有清热解毒、下气利胃、止血消肿等功效。适宜急性湿疹患者食用。

（3）黑豆：性平，味甘。具有滋阴补肾、利水消肿、活血解毒等功效。适宜慢性湿疹患者食用。

（4）玉米须：又称"龙须"。具有清热利水、凉血祛湿等功效。可煎取汁液服用。

（5）冬瓜：性凉，味甘。具有清热祛风、解毒消肿、益脾利水、生津润肤等功效。适宜湿热蕴结型湿疹患者食用。

（6）黄瓜：性凉，味甘。具有清热生津、利水祛湿、解毒消肿等功效。适宜湿热蕴结型急性湿疹患者食用。

（7）丝瓜：性凉，味甘。具有清热除烦，抗病毒、抗过敏、抗老化，美白细嫩肌肤等功效，可有效预防湿疹发病。

（8）瓠瓜：性寒，味甘。具有清热利水、祛毒敛疮等功效。适宜湿热蕴结型慢性湿疹患者食用。

（9）菠菜：性凉，味甘。具有滋阴清热、补血止血、利五脏、通血脉、助消化等功效。适宜阴虚血亏型湿疹患者食用。

（10）白菜：性平，味甘。具有清热利水、养胃解毒、除烦解渴、润肤养颜等功效。适宜湿热型急性湿疹患者食用。

（11）莲藕：性寒，味甘。具有清热解暑、补脾益血等功效。适宜脾虚血亏的慢性湿疹患者食用。

（12）马铃薯：性平，味甘。具有调中益气、健脾益胃、活血消肿、防治过敏等功效。适宜湿疹患者食用。

（13）猪瘦肉：具有补肾养血、滋阴润燥等功效。适宜阴虚型慢性湿疹患者食用。

（14）鹌鹑肉：性平，味甘。具有调肺利水、养血益气、补五脏、壮筋骨等功效。适宜久病血亏的慢性湿疹患者食用。

（15）鸽肉：性平，味甘咸。具有补肾益气、滋阴养颜、解毒润肤等功效。适宜慢性湿疹患者食用。

饮食误区与禁忌

（1）忌辛辣刺激性食物。如辣椒、芥末、胡椒、洋葱、生姜、生葱、生蒜等。

（2）忌发湿生热食物。如糯米、茄子、香菜、樱桃、牛肉、鸡肉、鹅肉、虾等。

（3）忌致敏食物。依据各人体质和过敏原不同，应对海鲜类食物（如鱼、虾、蟹）、富含蛋白质食物（如牛奶、鸡蛋、羊肉）、生壳类果实（如花生、栗子、核桃）、富含真菌食物（如蘑菇）等加以注意，一旦出现过敏反应，就要避免食用。

（4）忌喝含咖啡因及乙醇的饮料。如茶、咖啡、可乐和各类酒品。

调养食谱

1. 调养粥汤

◈ 红枣扁豆粥

用料：红枣 10 个，扁豆 30 克，红糖适量。

制法：红枣洗净去核；扁豆洗净。锅中注水，加扁豆、红枣以小火熬煮至熟烂，调入红糖即成。

功效：清热解毒，健脾和中，养血安神。适宜儿童湿疹患者食用。

◈ 燕麦大米粥

用料：大米 100 克，燕麦片 30 克，白糖适量。

制法：燕麦片磨成粉，用冷开水调匀备用；大米淘洗干净，冷水浸泡半小时后，沥干。锅中注水，放入大米，用大火烧沸后，改小火熬煮至半熟时，放入燕麦粉搅匀，熬煮至大米熟烂调入白糖即成。

功效：养血益气，排毒润肤。适宜阴虚伤血型慢性湿疹患者食用。

◈ 马蹄海带玉米须汤

用料：荸荠 40 克，海带 40 克，玉米须 40 克，盐、鸡精各适量。

制法：荸荠洗净去皮，切片；海带洗净切丝；玉米须加清水煎煮 20 分钟，留取煎液备用。荸荠片、海带丝同放入锅内，倒入玉米须煎液，加盐调味，以小火炖熟后调入鸡精即成。

功效：凉血泄热、利水消肿，解毒祛湿。适宜急性湿疹患者食用。

◈ 瓠瓜煲瘦肉汤

用料：瓠瓜 500 克，猪瘦肉 500 克，干贝 25 克，姜、盐各适量。

制法：干贝洗净，清水浸泡 1 小时；瓠瓜洗净，连皮切块；瘦肉氽透洗净。锅中注水烧沸，放入猪瘦肉、瓠瓜、干贝、姜，续煮沸后改小火煲 3 小时，加盐调味即成。

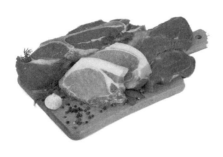

功效：清热润肺，解毒利尿，排毒养颜。适宜湿热型急性湿疹

患者食用。

◈ 健脾养血猪骨汤

用料：猪胫骨 100 克，红枣 50 克，枸杞子、莲子各 30 克，盐适量。

制法：猪胫骨洗净；红枣、枸杞子、莲子洗净。锅中注水，放入猪胫骨以小火煮 2 小时后，放入红枣、枸杞子、莲子再煮半小时，加盐调味即成。

功效：养血补脾，滋阴祛风。适宜阴虚伤血型慢性湿疹患者食用。

◈ 银耳鹌鹑汤

用料：鹌鹑肉 250 克，银耳 150 克，鹌鹑蛋 120 克，番茄 50 克，葱、姜、盐、鸡精、绍酒各适量。

制法：银耳洗净泡发；番茄洗净切片；葱切段，姜切片；鹌鹑蛋煮熟，去壳；鹌鹑去毛、内脏，洗净，涂抹绍酒、盐，腌渍 20 分钟。锅内注水，放入鹌鹑，以大火煮沸，撇去浮沫后，加绍酒、姜片、葱段，改小火煲 25 分钟；去肉留汤，放入银耳、鹌鹑蛋，入盐调味后用大火再煮 5 分钟，放入番茄片，调入鸡精即成。

功效：养气和血，滋阴润肺，滋润肌肤。适宜慢性湿疹患者食用。

2. 调养菜谱

◈ 油菜拌猪肝

用料:猪肝 250 克,油菜 100 克,盐、白糖、酱油、醋、鸡精、八角、花椒、葱、姜、蒜各适量。

制法:油菜焯透洗净,切长条;猪肝洗净;葱切段,姜切块,蒜捣成蒜泥备用。猪肝切几道小口,放入锅中,加清水适量,加盐、八角、花椒、葱段、姜块,以小火煮沸后,撇去浮沫关火,捞出冲洗后重新入锅;重复几次直至猪肝熟透,切薄片,放入油菜叶、蒜泥、盐、白糖、酱油、醋、鸡精拌匀即成。

功效:益血排毒,消肿敛疮,养颜润肤。适宜慢性湿疹患者食用。

◈ 干煸苦瓜青椒

用料:苦瓜、青椒各 250 克,盐、白糖、鸡精、花生油各适量。

制法:苦瓜洗净,剖成两半,去籽,切厚片;青椒去蒂洗净,切丝。锅内不放油,分别放入苦瓜、青椒,用小火煸去水分倒出。原锅注油烧热,下入青椒、苦瓜煸炒,加盐、鸡精、白糖炒匀即成。

功效:清热益气,滋阴利水,润泽肌肤。适宜湿热蕴结的湿疹患者食用。

◈ 鲜藕素排骨

用料:莲藕 400 克,小麦面粉 100 克,青椒、黑木耳各 10 克,鸡精、盐、白糖、酱油、醋、淀粉、发酵粉、植物油、高汤各适量。

制法：莲藕洗净去皮，切菱形条，加盐腌渍出汤后洗净沥干；木耳、青椒洗净，切丁；面粉中加入盐、鸡精、发酵粉、清水适量调成面糊。锅置火上，注油烧至八成热，将藕条裹上面糊，逐块入油炸至金黄色捞出；原锅留底油，下入青椒丁煸炒后，加木耳、酱油、白糖、高汤，烧沸后加入醋，勾芡后将藕块入锅翻炒均匀即成。

功效：益气补血，清热解毒，排毒养颜。适宜慢性湿疹患者食用。

◈ 蒸火腿冬瓜

用料：冬瓜 500 克，火腿 80 克，香菇 20 克，盐、鸡精、白糖、绍酒、葱、高汤各适量。

制法：冬瓜、火腿切大小相同的片；香菇泡软；葱洗净切段。火腿片置冬瓜片上，摆入深盘，放入香菇、葱段、绍酒、白糖、盐、鸡精、葱段、高汤适量，覆上微波薄膜，以大火蒸 20 分钟即成。

功效：清热利湿，解毒消肿，滋润肌肤。适宜湿热型急性湿疹患者食用。

◈ 银杏白菜

用料：白菜 300 克，油菜 20 克，银杏 15 克，盐、鸡精、高汤各适量。

制法：将白菜去根，顺长切条，略焯后沥干；油菜择洗干净。锅中注入高汤，放入白菜、油菜，加银杏、盐、鸡精烧沸后，改小火炖至熟透即成。

皮肤病的治疗与调养

功效：清热利水，润泽肌肤。适宜急性湿疹患者食用。

3. 调养药膳

◈ 山楂荞麦饼

用料：苦荞麦粉 600 克，山楂 300 克，陈皮、砂仁、石榴皮、乌梅各 6 克，白糖、花生油各适量。

制法：山楂煮熟，去核，碾成茸；陈皮、砂仁、石榴皮、乌梅洗净，加入适量清水，调入白糖，煎煮半小时，滤渣取汁备用；苦荞麦粉放入盆内，倒入药汁，和成面团；山楂茸和入面团揉匀，搓成条，切成剂子，压成饼坯。平底锅置火上，注油烧热，放入饼坯烙熟即成。

功效：清热解毒，活血化瘀，健脾益气。适宜湿疹患者食用。

◈ 金针菇田鸡焖饭

用料：田鸡 60 克，金针菇 30 克，大米 150 克，盐、白糖、姜、食用油、淀粉适量。

制法：大米淘洗干净；金针菇洗净，浸软；田鸡去脏、去皮、去爪，切块；姜洗净切丝。田鸡、金针菇放入容器，加白糖、盐、姜丝、食用油、淀粉调匀，腌制 3 小时。大米加清水适量，入锅煮至饭初熟时，放入腌制好的田鸡和金针菇，用小火焖透即成。

功效：利水消肿，抗菌消炎，润泽肌肤。适宜湿疹患者食用。

◈ 金银花粥

用料：大米 100 克，金银花 30 克，白糖 15 克。

制法：大米洗净，浸泡半小时后沥干；金银花择洗干净。锅内注水，放入大米，以大火煮沸后，改小火煮至大米熟烂时，加入金银花，再沸后调入白糖即成。

功效：清热除烦，敛疮排毒，滋润肌肤。适宜湿热蕴结的急性湿疹患者食用。

◈ 绿豆海带汤

用料：绿豆 30 克，海带、鱼腥草各 10 克，白糖适量。

制法：海带、鱼腥草洗净；绿豆去杂洗净。鱼腥草加适量清水煎煮 20 分钟，去渣取汁，加入绿豆、海带同煮至熟，放白糖调味即成。每日服用 1 剂，连服 5～7 天。

功效：清热利湿，平肝解毒，润泽肌肤。适宜湿热蕴结的急性湿疹患者食用。脾胃虚寒者忌食。

◈ 土茯苓薏苡仁红萝卜汤

用料：土茯苓 80 克，薏苡仁 80 克，红萝卜 500 克，冰糖适量。

制法：土茯苓、薏苡仁浸透洗净；红萝卜去皮洗净，切块。锅中注水，放入红萝卜、土茯苓、薏米，以大火烧沸后，改中火继续煲 2 小时，放入冰糖熬化即成。

功效：清热解毒，滋阴润燥，利尿去湿。适宜湿疹患者食用。

皮肤病的治疗与调养

◧ **西洋菜银耳百合汤**

用料：西洋菜 500 克，银耳 100 克，百合 50 克，甜杏仁 20 克，苦杏仁 20 克，陈皮 10 克，蜜枣 40 克，盐适量。

制法：西洋菜洗净，切段，焯软沥干；蜜枣洗净；陈皮浸软刮瓤；百合浸泡 1 小时后，略焯，洗净沥干；甜杏仁、苦杏仁略煮，去衣洗净；银耳洗净泡发。将所有材料放入炖盅内，注入适量开水，隔水炖 4 小时后，入盐调味即成。

功效：清热润燥，祛湿润肺，滋阴敛血。适宜慢性湿疹患者食用。

◧ **竹荪莲子丝瓜汤**

用料：丝瓜 500 克，竹荪 25 克，莲子、竹笋各 50 克，盐、鸡精、高汤各适量。

制法：竹荪泡发洗净，剪去两头，切斜块；莲子焯后去衣，洗净浸泡后去莲心；丝瓜去皮去瓤，切菱形片；竹笋洗净切片。锅中注水烧沸，下入竹荪块、莲子、笋片、丝瓜片煮半小时捞出；盐、鸡精、高汤入锅煮沸，热汤盛入放竹荪块、莲子、丝瓜片、笋片碗内即成。

功效：滋阴补气，健体补虚，养胃润肠，细嫩皮肤，抗过敏。适宜慢性湿疹患者食用。

◧ **金银花黄瓜肉片汤**

用料：黄瓜 150 克，瘦猪肉、赤小豆各 50 克，金银花 15 克，甘草 5 克，盐适量。

制法：瘦猪肉洗净，切厚片，略汆；黄瓜洗净，切段；赤豆浸泡后洗净；金银花、甘草洗净，加清水适量煎煮 20 分钟，去渣取汁备用。锅中注水烧沸,放入瘦肉、赤小豆、药汁,改小火煮 1 小时后,放入黄瓜稍煮,入盐调味即成。

功效:清热解毒,通经活络,利水除湿,润肤祛斑。适宜湿热型急性湿疹患者食用。

◈ 茵陈炒田螺

用料:田螺 300 克,茵陈 30 克,盐、鸡精各适量。

制法:田螺取肉用盐水浸泡后,斩去尾尖,洗净;茵陈洗净。锅中注油烧热,下田螺煸炒片刻,加入茵陈及清水适量,烧至螺肉熟时入盐、鸡精调味即成。

功效:清热利湿,滋阴补肾,润泽肌肤。适宜湿疹患者食用。

◈ 石耳炖鸽

用料:鸽肉 500 克,石耳 5 克,山药 100 克,葱、姜、盐、冰糖、绍酒、鸡油、鸡汤各适量。

制法:石耳泡发,洗净;山药去皮,切薄片,略焯后洗净;葱切段,姜切片;鸽子去毛、内脏,洗净略汆。鸽子放入锅中,加入山药片、石耳、葱段、姜片、绍酒、盐、冰糖,兑入鸡汤适量,上笼用大火蒸 1.5 小时后取出,淋上鸡油即成。

功效:补气养血,清热利湿,养阴滋肾,强身健体。适宜久病体虚的湿疹患者食用。

◈ 柴胡白术炖乌龟

用料:乌龟 300 克,柴胡 9 克,桃仁 10 克,白术 15 克,白花蛇舌草 30 克。

制法：乌龟去脏洗净；柴胡、桃仁、白术、白花蛇舌草洗净,加适量清水煎煮半小时,去渣留汁备用。将乌龟肉放入药汁中炖熟即成。

功效：滋阴降火,补血益气。适宜阴虚伤血型慢性湿疹患者食用。

4. 实用偏方

◈ 玉米须心汤

用料：玉米须 15 克,玉米心 30 克,冰糖适量。

制法：玉米须、玉米心洗净,加适量清水煎煮半小时,去渣取汁,加入冰糖调味即成。每日服用一次,连服 5 ~ 7 天。

功效：凉血泄热,利水消肿。适宜儿童湿疹患者食用。

◈ 苦瓜汁

用料：苦瓜半根,梨半个,蜂蜜 2 匙,矿泉水半杯。

制法：苦瓜、梨洗净去籽,以矿泉水浸泡,放入冰箱冷藏 2 小时后,取出榨汁,兑入矿泉水,调入蜂蜜即成。每日早晚各饮 1 杯。

功效：清热益气,滋阴利水,有助于保持皮肤洁净清爽。适宜湿热蕴结的湿疹患者食用。

◈ 桑椹饮

用料：桑椹 1000 克,蜂蜜 300 毫升。

制法：桑椹洗净,加清水适量煎煮 30 分钟后取煎液,加水再煎 30 分钟,再取煎液 1 次；将两次煎液合并,以小火煎熬至浓稠,调入蜂蜜,烧沸即成。

功效:滋阴补血,生津润燥,护肝养肾,利水消肿。儿童湿疹患者不宜多饮食。

◈ 油菜苹果牛奶汁

用料:苹果 300 克,油菜 15 克,蜂蜜 15 毫升,牛奶 150 毫升。

制法:苹果洗净,去核去皮,切小块;油菜洗净,切薄片。将苹果块和油菜片同放入榨汁机中榨汁,兑入牛奶,调入蜂蜜搅匀即成。

功效:解毒强身,散血消肿,润肤养颜。适宜湿热型急性湿疹患者饮用。乳制品过敏者忌饮。

◈ 土豆莲藕汁

用料:土豆 200 克,莲藕 100 克,蜂蜜 15 毫升。

制法:土豆洗净去皮;莲藕洗净。锅内注水烧沸,放入土豆、莲藕煮熟后,切小块。将土豆块、莲藕块放入榨汁机中榨取汁液,兑入凉开水,调入蜂蜜即成。

功效:解毒消炎,补血益气,美容养颜。适宜慢性湿疹患者饮用。

◈ 蛋黄油脂膏

用料:新鲜鸡蛋 10 个。

制法:鸡蛋煮熟,取蛋黄炭烤熬取油脂(10 个鸡蛋取 10~15 毫升油脂),去渣取油,直接涂于患处。每天涂抹 1 次,连用 3~5 天。

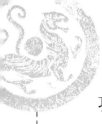

功效：可减轻局部红肿、渗液、瘙痒等症状。

红斑狼疮患者的调养方案

饮食调养原则

（1）宜吃富含优质动物蛋白的食物。系统性红斑狼疮患者多有肾脏损害的表现，导致体内大量蛋白质随尿液流失，因此须适当补充蛋白质。蛋白质的摄入应以优质动物蛋白为主，如猪瘦肉、牛奶、鸡蛋、鱼类等，植物蛋白质的摄入则应予以限制。

（2）宜吃富含钙质的食物。系统性红斑狼疮患者由于长期使用糖皮质激素控制病情，易造成骨质疏松症，应大量补充钙质。富含钙质的食物包括牛奶、酸奶、奶酪等乳制品，鱼、虾、贝、海带等海产品，以及豆类、动物骨头、绿叶蔬菜等。

（3）宜吃富含各种维生素的食物。可调节新陈代谢、增强体质，从而巩固治疗成果。肉类、蔬菜和水果是各种维生素的重要来源。

（4）饮食宜低脂肪。由于红斑狼疮患者需限制活动量，且消化功能较差，因此饮食宜清淡或容易消化的食物，蔬菜、水果、谷物都是很好的选择。

（5）饮食宜低盐。长期使用糖皮质激素或有肾脏损害的患者如过度摄取盐分，易导致水钠滞留，引起水肿。

（6）饮食宜低糖。系统性红斑狼疮患者长期使用糖皮质激素，易导致电解质平衡受到影响，引起药物性糖尿病，故要适当控制糖的摄入。

（7）中医辨证属热毒炽盛、阴虚内热型者,宜吃清热养阴、滋补肝肾的凉性食物,忌吃温热及辛辣刺激性食物。

（8）中医辨证属脾肾阳虚型者,宜吃具有健脾益气、补肾利水作用的温性食物,忌吃寒凉性食物。

（9）伴有关节肿胀酸痛、肌肉疼痛不适等症状的风湿热痹型患者,宜吃具有清热、化湿、活血功效的食物,如莲藕、冬瓜、丝瓜、兔肉、鸭肉、海带、草鱼等。

（10）红斑狼疮患者病因复杂,且每个人的身体状况不同,因此忌口也要因人而异,需要综合多方面情况制定饮食方案。

宜吃的各类食品

（1）薏苡仁:具有清热祛湿、除烦解毒、细嫩皮肤等功效,且易消化,可减轻肠胃负担。适宜风湿热痹型红斑狼疮患者食用。

（2）黑豆:性平,味甘。具有补肾利水、活血解毒、润泽肌肤等功效。

（3）茼蒿:性温,味甘、涩。具有温中散寒、平肝补肾、宽中理气等功效。适宜脾肾阳虚型红斑狼疮患者食用。

（4）南瓜:具有温中散寒、补脾益胃、益气补血等功效,富含多种维生素,可增强机体免疫力。适宜脾肾阳虚型红斑狼疮患者食用。

（5）冬瓜:性寒,味甘。具有清热解毒、利水祛湿、生津润肤等功效。适宜风湿热痹型红斑狼疮患者食用。

（6）木耳菜:性寒,味甘、酸。具有清热解毒、利水、益肝、凉血、生肌等功效。适宜热毒炽盛型及阴虚内热型红斑狼疮患者食用。

（7）鸭肉：性寒，味甘。富含优质蛋白质，低脂肪、易消化，具有清热解毒、利水消肿、养脾补肾、养血补虚等功效。适宜热毒炽盛型、阴虚内热型及风湿热痹型红斑狼疮患者食用。

（8）鹌鹑：性平，味甘。具有利水祛湿、养肝润肺、和中补气等功效。适宜久病体虚的红斑狼疮患者食用。

（9）乌鸡：富含优质蛋白质和多种维生素，低脂肪、低胆固醇，具有滋养肝肾、养血益精等功效，适宜红斑狼疮患者滋补身体。

（10）兔肉：富含优质蛋白质、钙质和多种矿物质，又有低脂肪、低胆固醇、易消化等优点，是红斑狼疮患者十分理想的滋补保健佳品。

（11）鲫鱼：性温，味甘。具有利水消肿、补肾健脾、和胃益气等功效。适宜脾肾阳虚型红斑狼疮患者食用。

（12）鲤鱼：性平，味甘。富含优质蛋白质，低脂肪、易吸收，具有补脾益肾、利水消肿、清热解毒等功效，是红斑狼疮患者的调养佳品。

（13）海带：性寒，味咸、苦。具有泄热消肿、利水祛湿、乌发润肤等功效。适宜热毒炽盛型、阴虚内热型及风湿热痹型红斑狼疮患者食用。

（14）西洋参：性凉，味甘、微苦。具有清热生津、滋阴补气。适宜热毒炽盛、阴虚内热型红斑狼疮患者食用。

饮食误区与禁忌

（1）不宜食用光敏性的食物：如荞麦、莴苣、香菜、茴香、苋菜、荠菜、芹菜、油菜、芥菜、萝卜叶、菠菜、灰菜、紫云英、雪菜、泥螺、无花果、柑橘、柠檬、芒果、菠萝等；光敏性中药包括红花草、白芷、天竺黄、荆芥、防风、沙参等，如食用后应避免阳光照射。蘑菇等菌类食物也可能诱发系统性红斑狼疮，尽量少食或不食。

（2）少食高脂肪食物，烹饪时尽量少用煎、炸、烤等方法。

（3）不宜多食含糖量高的食物和饮料，如红薯、香蕉、葡萄、蜂蜜、饼干、巧克力等。

（4）有肾功能损害的患者应少食或禁食豆制品，以减少血液中的氮，减轻肾脏负担。

（5）过敏体质的患者忌食海鲜等发物，同时避免食用已确定的致敏食物。

（6）发热期间的患者应禁食辛辣刺激性食物及海鲜等发物。

（7）忌烟酒。

调养食谱

1. 调养粥汤

◆ **黑豆粥**

用料：黑豆 50 克，大米 100 克，姜、白糖、食用油各适量。

制法：黑豆洗净，浸泡 1 日后，加油煮烂备用；大米洗净泡发；姜洗净切末。锅中注水，放入大米煮至熟烂，放入黑大豆、白糖、姜末，至煮沸即成。

功效：补肾利水，活血解毒，润泽肌肤。适宜盘状红斑狼疮患者食用。

◈ 干贝粥

用料：大米 150 克，干贝 100 克，猪瘦肉 50 克，葱、盐、鸡精、色拉油各适量。

制法：干贝浸开后撕碎；瘦猪肉洗净，切末；葱洗净切末；大米淘洗干净，浸泡后沥干，加入色拉油、盐拌匀腌制片刻。锅中注水，放入大米，以大火烧沸后，下入干贝、猪肉末，改小火熬煮至米烂肉熟，调入盐、鸡精、葱末搅匀即成。

功效：补肾养血，健脾益胃，滋阴润燥。适宜阴虚内热型红斑狼疮患者食用。

◈ 冬瓜兔肉汤

用料：兔肉 250 克，冬瓜 500 克，薏苡仁 30 克，姜、盐各适量。

制法：冬瓜去皮去瓤，洗净，切大块；薏苡仁洗净；兔肉洗净，切块，略氽；姜洗净切片。锅中注水，放入兔肉、冬瓜、薏苡仁、姜片，以大火煮沸后，改小火煲 2 小时，入盐调味即成。

功效：滋阴益气，滋补肝肾，清热解毒，祛湿活血。适宜阴虚内热型及风湿热痹型红斑狼疮患者食用。

◈ 冬瓜赤小豆鲤鱼汤

用料：鲤鱼 650 克，冬瓜 650 克，赤小豆 120 克，陈皮 5 克，盐、姜各适量。

制法：冬瓜洗净，切厚块；赤豆、陈皮浸透，洗净；鲤鱼洗净，去鳃去脏。锅内注水，放入冬瓜、赤小豆、陈皮、鲤鱼，用大火烧沸后，改中火煲 3 小时，入盐调味即成。

功效：清热解毒，肾利水，活血消肿。适宜热毒炽盛型及风湿热痹型红斑狼疮患者食用。

2. 调养菜谱

◈ 海带丝拌白菜

用料：白菜 500 克，海带 150 克，蒜、酱油、醋、盐、鸡精各适量。

制法：白菜洗净，去帮，切丝；海带泡发，洗净切丝；蒜切末。将白菜丝、海带丝放入其中，加蒜末、酱油、醋、盐、鸡精拌匀即成。

功效：清热生津，解毒消肿，护肝养血，行气利水。适宜热毒炽盛型、阴虚内热型及风湿热痹型红斑狼疮患者食用。脾胃虚寒者不宜多食。

◈ 青椒南瓜

用料：南瓜 500 克，青椒 100 克，植物油、盐、鸡精各适量。

制法：青椒去蒂去籽，洗净，切丝；南瓜去皮去瓤，洗净，切丝，加少许盐拌匀腌制片刻，洗净沥干。锅中注油烧热，放入青椒丝，加盐略炒，再放入南瓜丝翻炒至南瓜熟透，加鸡精调味即成。

功效：温中散寒，补脾益胃，益气补血。适宜脾肾阳虚型红斑狼疮患者食用。

◈ 清炒茼蒿菜

用料：茼蒿 400 克，盐、白糖、鸡精、香油、植物油各适量。

制法：茼蒿去根，洗净沥干。锅置火上，注油烧热，放入茼蒿煸炒至茼蒿变软、颜色深绿，加入盐、白糖、鸡精炒匀盛出，淋上香油即成。

功效：温中散寒，平肝补肾，宽中理气。适宜脾肾阳虚型红斑狼疮患者食用。

◉ **清炒木耳菜**

用料：木耳菜350克，盐、鸡精、料酒、蒜、花生油、香油各适量。

制法：木耳菜择洗洗净；蒜切末。锅中注油烧热，入蒜末煸香，倒入料酒，放入木耳菜、盐、鸡精翻炒，淋入香油即成。

功效：清热凉血，益肝利尿，消炎解毒。适宜热毒炽盛型及阴虚内热型红斑狼疮患者食用。

◉ **丝瓜炒蛋**

用料：丝瓜250克，鸡蛋150克，盐、鸡精、葱、植物油、香油各适量。

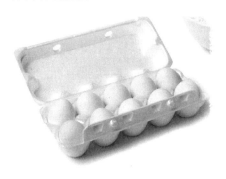

制法：鸡蛋磕入碗内搅匀；丝瓜去皮，洗净，切成滚刀块；葱洗净切段。锅中注油烧热，下入葱段煸香，放入丝瓜炒熟后，倒入蛋液翻炒，加盐、鸡精、香油调味即成。

功效：清热解毒，活血益肝，利尿消肿。适宜热毒炽盛型及风湿热痹型红斑狼疮患者食用。

◈ **三丝木耳**

用料：瘦猪肉 120 克，木耳 30 克，胡萝卜 50 克，青椒 50 克，蒜、酱油、胡椒粉、香油、淀粉、植物油各适量。

制法：木耳泡发洗净，切丝；胡萝卜、青椒洗净切丝；蒜剁成茸；猪肉洗净切丝，加入酱油、胡椒粉、香油腌制 15 分钟备用。锅中注油烧热，入蒜茸爆香，放入木耳丝、胡萝卜丝、青椒丝、肉丝炒匀，淀粉勾芡即成。

功效：养血排毒，养胃益肾，滋阴润燥，润泽肌肤。适宜阴虚内热型红斑狼疮患者食用。

◈ **炒鹌鹑**

用料：鹌鹑肉 300 克，玉兰片 10 克，香菇 5 克，油菜 10 克，淀粉、酱油、醋、料酒、花椒、甜面酱、葱、姜、鸡精、白糖、炼制猪油各适量。

制法：鹌鹑肉洗净，剁块，加料酒、酱油、鸡精腌渍片刻；玉兰片、油菜洗净，切成片；香菇洗净切两半；葱切段，姜切块；花椒浸泡取汁。锅内注油烧热，下入鹌鹑块用旺火煸炒至变色，捞出沥油备用。锅内留底油烧热，放入葱段、姜块、甜面酱煸香，下入玉兰片、油菜片、香菇煸炒，添汤适量，加酱油、料酒、花椒汁、鸡精、醋、白糖，放入鹌鹑块，用小火焖熟后，勾芡即成。

功效：利水祛湿，养肝润肺，益中续气。适宜久病体虚的红斑狼疮患者食用。

◈ **鲫鱼莲藕煲**

用料：鲫鱼 400 克，莲藕 200 克，胡萝卜 80 克，姜、黄酒、盐、鸡精、植物油各适量。

制法：鲫鱼刮鳞去鳃去脏，洗净；莲藕、胡萝卜洗净，切滚刀块；姜洗净切片。锅置火上，注油烧至六成热，放入鲫鱼两面煎黄出锅，锅内注入适量清水，放入鲫鱼、莲藕块、姜片、黄酒，用大火烧沸后，改小火煲2小时，放入胡萝卜块，再煲30分钟，入盐、鸡精调味即成。

功效：温中下气，益肾补脾，利水消肿，养血补虚。适宜脾肾阳虚型红斑狼疮患者食用。

3. 调养药膳

◉ 茅根车前薏苡仁粥

用料：薏苡仁100克，白茅根60克，竹叶30克，车前草叶15克。

制法：薏苡仁洗净泡软；白茅根、车前草叶、竹叶洗净。锅中注水，放入白茅根、车前草叶、竹叶煎煮半小时，去渣取汁液，放入薏苡仁煮至烂熟即成。

功效：清热祛湿，滋阴补肾。适宜有肾功能损害的红斑狼疮患者食用。

◉ 银花薏苡仁粥

用料：薏苡仁60克，赤小豆20克，冬瓜20克，金银花10克，冰糖适量。

制法：薏苡仁、赤小豆浸泡后洗净；冬瓜去皮去瓤，切厚片；金银花洗净。锅中注水，放入薏苡仁、赤小豆，小火煮至半熟时加入冬瓜片，熟后放入金银花、冰糖搅匀即成。

功效：清热除湿，健脾消肿，凉血祛斑。适宜有皮肤病变的红斑狼疮患者食用。

◈ 阳春白雪饼

用料：芡实、山药各 120 克，茯苓 12 克，米粉、糯米粉、莲子各 750 克，白糖适量。

制法：莲子剥皮洗净，同芡实、山药、茯苓一起捣成细末。米粉、糯米粉、白糖放入盆内，加入适量清水，和成面团，然后将药末和入面团揉匀，搓成条，切成剂子，压成饼坯。平底锅注油烧热，放入饼坯烙熟即成。

功效：健脾益肾，益气养血。适宜有胃肠道损害及血液系统损害的红斑狼疮患者食用。

◈ 淮山乌骨鸡汤

用料：乌鸡 300 克，山药 600 克，香菇 30 克，红枣 25 克，盐、香油各适量。

制法：乌鸡洗净，切块，氽烫后再洗净；红枣泡至膨胀；香菇洗净去蒂；山药去皮，切块。锅中注水，放入乌鸡、香菇、红枣以中火煮 15 分钟，再加入山药块及清水适量，同煮至山药松软，加盐、香油调味即成。

功效：滋养肝肾，养血益精。适宜气虚血亏的红斑狼疮患者食用。

◈ 黄芪西洋参羹

用料：黄芪 100 克，西洋参 30 克，糯米粉 50 克，白糖适量。

制法：黄芪洗净切片，用纱布包裹；西洋参洗净切片。锅内注水 1000 毫升,放入黄芪、西洋参,用小火煮至水剩 500 毫升左右时,去渣取药液,加入糯米粉、白糖煮片刻即成。

功效:补脾益肺,补气养阴,清热生津。适宜久病体虚的红斑狼疮患者食用。

◈ 生地杞子炖兔肉

用料:兔肉 80 克,生地 20 克,枸杞子 20 克,盐适量。

制法:兔肉洗净切块;生地、枸杞子洗净。锅中注水,放入兔肉、生地、枸杞子,隔水炖 3 小时,加盐调味即成。

功效:滋阴益气,滋补肝肾,凉血解毒。适宜阴虚内热型或伴有发热症状的红斑狼疮患者食用。

◈ 洋参女贞子炖鹌鹑

用料:鹌鹑 1 只,西洋参 10 克,女贞子 30 克。

制法:鹌鹑去毛去脏,与西洋参、女贞子同放入炖盅内,隔水炖 3 小时即成。

功效:滋阴补肾,养肝益气。适宜久病体虚的热毒炽盛型及阴虚内热型红斑狼疮患者食用。

◈ 人参北芪炖乳鸽

用料:鸽肉 50 克,红参 10 克,北芪 30 克,盐适量。

制法:鸽肉洗净切块;北芪洗净,入沸水中煮 10 分钟。北芪、红参、乳鸽同放入炖盅内,隔水炖 3 小时,加盐调味即成。

功效:温胃补气,健脾益肾,养血补虚。适宜久病体虚的脾肾阳虚型红斑狼疮患者食用。

皮肤病的治疗与调养

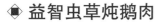

◈ 益智虫草炖鹅肉

用料：鹅肉 50 克，益智仁 10 克，冬虫夏草 5 克，盐适量。

制法：鹅肉洗净，切块。鹅肉块、益智仁、冬虫夏草同放入炖盅内，隔水炖 3 小时，入盐调味即成。

功效：温脾暖胃，补虚益气，益肾助阳。适宜脾肾阳虚型红斑狼疮患者食用。

◈ 秦艽桑枝煲老鸭

用料：老鸭肉 100 克，秦艽 30 克，桑枝 50 克，盐适量。

制法：老鸭肉洗净，切块。锅中注水，放入鸭肉、秦艽、桑枝，以小火煲至烂熟后，入盐调味即成。

功效：解内热，祛风湿，利关节，行水气。适宜关节肿痛伴有低热的风湿热痹型红斑狼疮患者食用。

◈ 清汤燕窝鸽蛋

用料：燕窝 30 克，鸽蛋 25 克，火腿 6 克，牛奶 1500 毫升，盐、料酒、植物油、鸡汤各适量。

制法：燕窝去杂洗净；火腿切丝；鸽蛋蒸熟后去壳。锅中注油烧热，兑入料酒、鸡汤，加盐调味，大火烧沸，放入燕窝煨 1 分钟后，取出燕窝，沥干水分，放入碗中，四周配饰以鸽蛋、火腿丝。锅中加入牛奶烧至微沸后，倒入盛放燕窝的碗中即成。

功效：清热解毒，补脾益气，滋阴调中，护肝补血。适宜久病体虚的阴虚内热型红斑狼疮患者食用。

皮肤病的治疗与调养

◆ 茯苓清蒸桂鱼

用料：桂鱼150克，茯苓15克，盐、鸡精、葱、姜各适量。

制法：桂鱼去鳞去脏，清洗干净；葱切段，姜切片。锅中注水，放入桂鱼，加茯苓、葱段、姜片，调入盐、鸡精，同蒸至熟烂即成。

功效：利水化湿，健脾益肾，补虚益气，宁心安神。适宜风湿热痹型红斑狼疮患者食用。

◆ 二母甲鱼

用料：甲鱼500克，贝母、知母、前胡、柴胡、杏仁各5克，盐、葱、姜各适量。

制法：甲鱼去脏洗净，切块；葱切段，姜切片。甲鱼放入锅中，加水没肉，加贝母、知母、前胡、柴胡、杏仁、盐、葱段、姜片，蒸1小时即成。

功效：清热养阴，滋补肝肾。适宜长期发热不退、阴虚内热的红斑狼疮患者食用。

4. 实用偏方

◆ 芝麻桃仁糖

用料：黑芝麻、核桃仁各250克，红糖500克。

制法：黑芝麻、核桃仁炒熟；红糖加适量清水以小火熬至稠，加入炒熟的黑芝麻、核桃仁，搅匀，将糖浆趁热倒入涂有麻油的大盘中，稍凉后，压平切块即可。

功效：温中散寒，滋肝补肾，益气血，润肌肤。适宜盘状红斑狼疮患者食用。

◈ **梨萝蜜膏**

用料：梨1000克，白萝卜1000克，姜、炼乳各250克，蜂蜜250毫升

制法：梨去皮去核，白萝卜去皮，姜洗净切块，分别榨汁备用。梨汁、白萝卜汁兑入锅中，以大火煮沸后，改小火煎煮至膏状时，加入姜汁、炼乳、蜂蜜搅匀，续煮沸即成。

功效：清热滋阴，止咳化痰。适宜并发肺部病变的红斑狼疮患者食用。

◈ **二瓜饮**

用料：冬瓜、西瓜各500克。

制法：冬瓜去皮去瓤，切条；西瓜去皮去子，榨汁备用。锅内倒入3碗清水，放入冬瓜条，煮至水剩1/3，去渣取汁；将西瓜汁兑入冬瓜汁中即成。每日服用1剂，连服1周。

功效：除湿利尿，清热除斑。适宜有皮肤病变的红斑狼疮患者服用。

◈ **茯苓柚子饮**

用料：柚子50克，甘草6克，茯苓、白术各9克，冰糖15克。

制法：柚子取肉切丁。锅内注水，放入柚子丁、茯苓、白术、甘草，用小火煎煮30分钟，滤渣取汁，调入冰糖即成。

功效：清热化湿，和胃健脾，补血益气，滋养肌肤。适宜脾胃虚弱的阴虚内热型及风湿热痹型红斑狼疮患者食用。

荨麻疹患者的调养方案

饮食调养原则

（1）急性荨麻疹患者忌食辛辣、海鲜、酒等刺激性食物或发物，否则会使病症加重。

（2）慢性荨麻疹病程较长，患者最好不要过分、盲目地忌口，只要忌食明显可诱发或加重症状的食物即可，否则会造成营养不良，不利于疾病的恢复。

（3）宜多食用富含维生素 B_6 的食物。维生素 B_6 能将蛋白质分解成人体必需的氨基酸来促进酶的作用，从而在体内形成一种抑制过敏发生的抗体。动物性食物和粮食作物中维生素 B_6 的含量较高，如干酵母、马铃薯、牛肝、肾脏、香蕉等。

（4）中医辨证属风热型荨麻疹患者，饮食宜清热宣肺、辛凉透表，宜食用绿豆、冬瓜、荸荠、黄瓜、苦瓜等性寒凉的食物。

（5）中医辨证属风寒型荨麻疹患者，饮食宜温中散寒、辛温解表，宜食用南瓜、荔枝、生姜、红糖、木瓜等性温热的食物。

（6）中医辨证属血虚型荨麻疹患者，宜食用具有滋阴养血、疏散风邪、补气强身功效的食物，如芝麻、红枣、瘦猪肉、鸡肉等。

宜吃的各类食品

（1）绿豆：性凉，味甘。具有清热解毒、止渴健胃、利水消肿等功效。适宜风热型荨麻疹患者食用。

（2）薏苡仁：性凉，味甘。具有解热祛湿、消炎敛疮、润肤祛斑等功效。适宜湿热蕴结的荨麻疹患者食用。

（3）红枣：性温，味甘。具有健脾益胃、补中益气、养血安神等功效。适宜血虚型荨麻疹患者食用。

（4）生姜：性温，味辣。具有祛寒生暖、发汗解表等功效。适宜受风寒侵袭的荨麻疹患者食用。

（5）冬瓜：性凉，味甘。具有清热祛风、解毒消肿、生津润肤等功效。适宜风热型荨麻疹患者食用。

（6）荸荠：性寒，味甘。具有凉血化湿、生津润肺、消肿解毒等功效。适宜风热型荨麻疹患者食用。儿童患者忌食。

（7）南瓜：性温，味甘。具有温中散寒、补中益气、健脾益胃等功效。适宜脾胃虚弱的风寒型荨麻疹患者食用。

（8）小白菜：性平，味甘。具有清热除烦、活血祛瘀、消肿散结、通利胃肠等功效，可防治过敏，有助于荨麻疹消退。

（9）山药：具有益肾气、健脾胃、止泄痢、润皮肤等功效。适宜久病体虚的荨麻疹患者食用。

（10）马铃薯：性平，味甘。有调中益气、健脾益胃、活血消肿、防治过敏等功效。

（11）木瓜：性温，味酸。具有舒筋通络、健脾益胃、促进代谢、护肤养颜等功效。适宜脾胃虚寒的荨麻疹患者食用。

（12）猪肾：性凉，味咸。富含维生素 B_6，有补肾气、消积滞、止渴等功效。

饮食误区与禁忌

（1）忌食腥发食物。如鱼类、虾蟹、牡蛎、甲鱼、羊肉、竹笋等。易生风动血助热，可诱发荨麻疹。

（2）忌食辛辣刺激性食物。如辣椒、胡椒、桂皮、洋葱、咖喱、茴香等。易助热动血,或诱发过敏反应,从而发病。

（3）忌食油炸肥腻食物。如肥肉肥油及各种油炸、煎烤、熏腌制品等。易生痰动火,诱发荨麻疹。

（4）忌食甜腻食物。如饼干、蛋糕、糖果、果汁、巧克力、冰激凌等。易使湿热内蕴,蕴结于肌肤而发病。

（5）忌饮用各种酒类、咖啡、可乐、浓茶等。

（6）急性荨麻疹患者除忌食辛辣、海鲜以外,还要避免食用鸡肉、鹅肉、羊肉、牛肉、猪头肉、香蕈、蘑菇、洋葱、韭菜、辣椒、黄瓜、黄花菜、泡菜、草莓、白果、栗子,以及调味品如胡椒、花椒、八角等。

（7）有确定过敏原的慢性荨麻疹患者,应严格避免食用可致敏的食物。不确定发病原因和过敏原者,应少食易致敏的蔬菜、肉类、水果、干果,如竹笋、菠菜、茄子、大蒜、蘑菇、柑橘、李子、草莓、栗子、白果、核桃、花生酱等。但不要过分忌口,当确定某种食物不会引发出疹,就可食用。

调养食谱

1. 调养粥汤

◈ 山楂马蹄糕

用料:马蹄粉 300 克,山楂酱、冰糖各 150 克,鸡蛋 2 个,面粉 200 克,发酵粉 15 克,熟猪油适量。

制法:鸡蛋磕入碗内打散;容器内放入马蹄粉、面粉,加发酵粉、蛋液、冰糖搅匀,待发。将熟猪油涂于容器四周,倒入发酵好的面粉,上笼以大火蒸 15 分钟;取出铺上一层山楂酱,再续蒸 15 分钟即成。

功效：清热祛湿，开胃凉血。适宜湿热蕴结的风热型荨麻疹患者食用。

◈ 白果薏苡仁粥

用料：薏苡仁 100 克，白果仁 15 克，白糖适量。

制法：薏苡仁洗净浸泡。锅中注水，放入薏苡仁、白果仁以小火煮至熟烂，调入白糖即成。

功效：清热消肿，祛风排脓。适宜荨麻疹患者食用。

◈ 红白萝卜汤

用料：白萝卜、红萝卜各 250 克，姜、盐、鸡精、胡椒粉各适量。

制法：红萝卜、白萝卜洗净切块；姜洗净切片。锅内注水烧沸，放入红萝卜、白萝卜、姜片煮至萝卜熟透，调入盐、鸡精、胡椒粉调味即成。

功效：清热解毒，下气宽中。适宜湿热蕴结型荨麻疹患者食用。

◈ 莲藕陈皮乳鸽汤

用料：雏鸽 400 克，莲藕 300 克，陈皮 3 克，红枣 5 克，姜、盐各适量。

制法：雏鸽去毛去脏，洗净略烫；莲藕洗净，切大块；红枣洗净去核；陈皮洗净；姜洗净切末。锅中注水，放入雏鸽、莲藕块、陈皮、红枣、姜片以小火煲 3 小时左右，入盐调味即成。

功效：健脾益胃，养血补气，强身健体。适宜血虚型荨麻疹患者食用。

2. 调养菜谱

◈ 凉拌紫苏叶

用料：紫苏叶300克，盐、鸡精、酱油、香油各适量。

制法：紫苏叶择洗干净，焯透沥干，切段，放入盘内，加入盐、鸡精、酱油、香油拌匀即成。

功效：疏散风寒，理气解毒，润泽肌肤。适宜受风寒侵袭的荨麻疹患者食用，同时能够缓解因海鲜过敏而引起的荨麻疹症状。

◈ 芝麻芹菜丁

用料：芹菜500克，黑芝麻20克，盐、鸡精、蒜各适量。

制法：芹菜择洗干净，切段；蒜切末；黑芝麻炒熟备用。锅中注水烧沸，放入芹菜段略煮，捞出沥干，装盘；将黑芝麻撒在芹菜上，加入盐、蒜末、鸡精拌匀即成。

功效：养血润燥，益肝补肾，滋润肌肤。适宜慢性荨麻疹患者食用。

◈ 火腿土豆泥

用料：土豆100克，火腿10克，黄油2克。

制法：土豆去皮洗净，切小块；火腿去皮，去肥肉，切碎。锅中注水，放入土豆块煮烂，捣成泥状盛出；土豆泥加入火腿末和黄油，搅匀即成。

功效：调中益气，养胃生津，防治过敏。适宜儿童荨麻疹患者食用。

◈ 西红柿炒山药

用料：番茄 200 克，山药 400 克，盐、鸡精、葱、姜、植物油各适量。

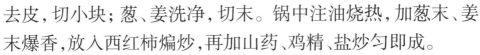

制法：山药去皮洗净，切菱形片，略焯后沥干；西红柿去皮，切小块；葱、姜洗净，切末。锅中注油烧热，加葱末、姜末爆香，放入西红柿煸炒，再加山药、鸡精、盐炒匀即成。

功效：清热生津，健脾益胃，养颜。适宜脾胃虚弱型荨麻疹患者食用。

◈ 三丁茭白

用料：茭白、青椒各 150 克，猪瘦肉 100 克，盐、白糖、鸡精、料酒、淀粉、植物油各适量。

制法：茭白、青椒洗净切丁；猪肉洗净切丁，放入盐、料酒、淀粉拌匀腌制备用。茭白丁、青椒丁拌入白糖、鸡精、植物油，放入容器，覆盖保鲜膜扎孔，以高火加热 4 分钟；锅中注油烧热，放入猪肉丁、茭白丁、青椒丁翻炒即成。

功效：清热除烦，滋阴润燥，强身健体。适宜风热型、血虚型荨麻疹患者食用。

◈ 小白菜炖豆腐

用料：小白菜 250 克，豆腐 150 克、葱、姜、盐、鸡精、香油、花生油各适量。

制法：将小白菜择洗干净，切段；豆腐切块，氽透后捞出沥干；葱切花，姜切末。锅中注油烧热，放入葱花、姜末煸香，加入适量清水，加盐调味，放入豆腐烧开后，撇去浮沫，放小白菜改小火炖5分钟，淋入香油即成。

功效：清热活血，祛瘀消肿，细腻肌肤，预防过敏。适宜荨麻疹患者食用，有助于荨麻疹消退。

◈ 荷芹鸭丝

用料：烤鸭肉、荷兰豆各180克，芹菜60克，胡萝卜15克，姜、酱油、白糖、淀粉、姜汁、料酒、植物油各适量。

制法：烤鸭肉切粗条；荷兰豆洗净；芹菜洗净切段；胡萝卜洗净切片；姜洗净切片；酱油、白糖、淀粉、姜汁加水适量调匀成芡汁备用。锅中注油烧热，放入姜片、胡萝卜片、荷兰豆爆炒，倒入料酒，加入芹菜、鸭肉条炒匀，倒入芡汁即成。

功效：养血补虚，利尿消肿，安神静心。适宜阳虚气弱及气血两虚型荨麻疹患者食用。

◈ 牛肉南瓜条

用料：牛肉300克，南瓜150克，红糖、酱油、白醋、蚝油、料酒、蒜、植物油各适量。

制法：牛肉洗净切条，加酱油、料酒、淀粉拌匀；南瓜去皮，切条；蒜切末，与酱油、白醋、料酒、蚝油、红糖一起调成汁备用。锅中注油烧热，放入牛肉条炒至变色盛出；原锅注油烧热，放入南瓜条炒熟盛出；原锅倒入调料汁，以大火烧开后，改小火熬至汁稠时倒入牛肉条、南瓜条炒匀即成。

功效：温中散寒，固卫御风。适宜卫阳虚兼感外邪的寒冷性荨麻疹患者食用。

◈ 烧冬瓜肉丸

用料：冬瓜 250 克,五花肉 100 克,盐、鸡精、淀粉、葱姜、植物油各适量。

制法：冬瓜去皮去瓤,切块;葱、姜洗净,切末;猪肉剁碎,加盐、鸡精、葱末、姜末及适量清水调成黏糊状,加水淀粉拌匀备用。锅中注油烧热,放入冬瓜煸炒,入盐调味后,加适量清水,将肉馅挤成丸子放入锅内,改小火煮熟即成。

功效：清热解毒,利水祛湿,滋阴润燥,健脾补虚。适宜风热蕴结型荨麻疹患者食用。

◈ 红枣炖猪胰

用料：猪胰 1 具,红枣 250 克,盐、植物油各适量。

制法：猪胰洗净,切小块;红枣洗净浸泡。锅中注油烧热,放入猪胰炒熟后,兑入适量清水,加红枣炖 20 分钟,入盐调味即成。

功效：健脾益胃,养肺润燥,生血养颜。适宜脾胃虚弱的血虚型荨麻疹患者食用。

◈ 芋头茎煲猪排骨

用料：猪排骨 100 克,芋头茎 50 克,盐适量。

制法：猪排骨洗净切块;芋头茎洗净切块。锅中注水,放入猪排骨、芋头茎,以小火煲至熟烂,入盐调味即成。

功效：滋阴润燥,养血补虚,健脾益胃。适宜气虚血亏的血虚型荨麻疹患者食用。

2. 调养药膳

◈ 栀子粥

用料：大米 100 克，栀子仁 5 克，蜂蜜 15 毫升。

制法：大米淘洗干净，浸泡后沥干；栀子仁洗净，研成粉末。锅中注水，放入大米，以大火烧沸后，改小火熬煮至粥将熟时，下入栀子仁粉末搅匀，继续熬煮；待大米熟烂，调入蜂蜜搅匀，稍焖片刻即成。

功效：凉血清热，利尿解毒。适宜湿热蕴结的风热型荨麻疹患者食用。

◈ 青蒿绿豆粥

用料：青蒿 5 克，绿豆 30 克，西瓜皮 60 克，茯苓 12 克，荷叶 10 克。

制法：绿豆洗净浸泡；青蒿、西瓜皮、茯苓、荷叶洗净。青蒿、西瓜皮、茯苓煎煮 20 分钟，去渣取汁；锅中注水，放绿豆、茶叶同煮至熟烂，兑入药汁，稍煮即成。

功效：清热凉血，利水消肿。适宜风热型荨麻疹患者食用。

◈ 生姜桂枝粥

用料：大米 50 克，生姜 20 克，桂枝 3 克，红糖 30 克。

制法：大米浸泡洗净；生姜洗净切片；桂枝研末。锅中注水，放入大米、姜片、桂枝同煮至熟烂，调入红糖即成。

功效：温中，祛寒，发汗。适宜受风寒侵袭的荨麻疹患者食用。

◈ **黄芩花生米**

用料：花生米 500 克，黄芩 200 克，冰糖 250 克。

制法：花生米泡胀，去皮，洗净后上笼蒸熟，沥干；黄芩切小片，上笼蒸至溶化。锅中注水，放入冰糖烧至溶化，倒入花生米、黄芩汁，烧开后撇去浮沫即成。

功效：清热祛湿，滋阴调气，健脾和胃，润泽皮肤。适宜脾虚胃弱的风热型荨麻疹患者食用。

◈ **桂枣山药汤**

用料：山药 300 克，红枣 50 克，桂圆肉 15 克，白糖适量。

制法：红枣洗净泡软；山药去皮，切丁。锅中注水，放入山药丁、红枣同煮至熟软，放入桂圆肉，调入白糖稍煮即成。

功效：健脾利湿，养血祛风。适宜气血不足、乏力体虚的荨麻疹患者食用。

◈ **三七鸡肉汤**

用料：鸡肉 100 克，三七 2 克，盐、植物油各适量。

制法：三七洗净，切薄片；鸡肉洗净切粗丝。锅中注油烧热，放入三七片炸至黄色，捞出沥油；三七与鸡肉拌匀，加清水适量，以小火蒸 1 小时，加盐调味即成。

功效：温中益气，养血补虚，消烦安神。适宜阳虚气弱及气血两虚型荨麻疹患者。湿热蕴结者忌食。

◈ **乌鸡首乌煲**

用料：乌鸡 1200 克，玉兰片 50 克，何首乌 30 克，枸杞子 15 克，黑豆 10 克，桂圆肉 10 克，红枣 15 克，姜、盐、鸡精、黄酒各适量。

制法：乌鸡去毛去脏,洗净,斩成大块,热水焯烫;玉兰片洗净,切片;黑豆、何首乌、枸杞、红枣洗净;姜洗净切片。锅内注水,放入乌鸡、玉兰片、何首乌、枸杞子、红枣、黑豆、桂圆肉、姜片、黄酒,以大火烧开后,改小火煲 3 小时,捞出何首乌,加盐、鸡精调味即成。

功效：护肝利肾,补血益气,活血利水,祛风解毒。适宜体虚血亏、肝肾不足、脾胃不健的血虚型荨麻疹患者食用。

◈ 杜仲猪肾

用料：猪腰子 300 克,杜仲 20 克,酱油、醋、料酒、白糖、醋、鸡精、葱、姜、淀粉、花生油各适量。

制法：猪肾剖开,去腰臊,切腰花,用湿淀粉拌匀;葱切段,姜切片;杜仲切丝,煎煮 15 分钟,去渣留汁,药汁中放入酱油、醋、白糖、料酒、鸡精搅匀备用。锅内注油烧热,放入腰花炸至金黄色捞出。原锅留底油,加葱段、姜片煸香,倒入调好的药汁煮至稠,倒入腰花翻炒挂汁即成。

功效：补肾,益肝,利水,预防过敏。适宜荨麻疹患者食用。胆固醇偏高者不宜多食。

4. 实用偏方

◈ 木瓜生姜

用料：醋 100 毫升,木瓜 60 克,生姜 9 克。

制法：木瓜、生姜洗净。锅中倒入醋,放入木瓜、生姜,以小火煎煮至醋干,取出木瓜、生姜,切粗丝拌匀即可。每日 1

剂,早晚两次分食。

功效:适宜风寒侵袭的荨麻疹患者食用。

◼ 荸荠清凉散

用料:荸荠 200 克,薄荷叶 10 克,白糖 10 克。

制法:荸荠洗净去皮,榨汁备用。薄荷叶同白糖一起捣烂成浆,倒入荸荠汁,兑入适量清水即成。

功效:清热凉血,祛风止痒。适宜内热血燥、瘙痒难耐的荨麻疹患者食用。脾胃虚弱及儿童患者忌食。

◼ 荔枝煎

用料:干荔枝 100 克,红糖 30 克。

制法:干荔枝去皮去核,加适量清水煎煮 15 分钟,调入红糖即成。每日服用 1 剂,连服 2 周。

功效:温中散结,理气补血。适宜血亏气虚的荨麻疹患者食用。

◼ 菊芍饮

用料:冬瓜皮 20 克,黄菊花 15 克,赤芍 12 克,蜂蜜适量。

制法:锅内注水,放入冬瓜皮、黄菊花、赤芍煎煮 20 分钟,去渣取汁,调入蜂蜜即成。每日服用 1 剂,连服 1 周。

功效:清热祛风。适宜风热郁积型、瘀血阻滞型荨麻疹患者服用。

◼ 薄荷荆芥茶

用料:薄荷 10 克,荆芥 10 克。

制法：薄荷、荆芥择洗干净，切碎，沥干。以沸水冲入薄荷末、荆芥末中，加盖盖严，自然冷却后即可饮用。

功效：解毒，疏风，散寒。适宜风寒型荨麻疹患者食用。

◈ 酒醋方

用料：食醋、白酒各适量。

制法：将食醋与白酒按 2∶1 的比例混合，蘸取涂于患处即可。

功效：可缓解荨麻疹引起的瘙痒症状。

皮炎患者的调养方案

饮食调养原则

（1）宜多吃富含维生素 A 的食物。维生素 A 能维持上皮组织细胞的正常形态与功能，纠正毛囊皮脂腺角化异常，防止毛囊堵塞，皮炎患者适量补充可缓解干燥、粗糙、渗出等皮肤损害，帮助皮肤恢复健康状态。富含维生素 A 的食物主要有菠菜、苜蓿、豌豆苗、红薯、胡萝卜、青椒、南瓜、动物肝脏、奶制品、禽蛋等。

（2）宜多吃富含 B 族维生素的食物。B 族维生素主要包括维生素 B_1、维生素 B_2、维生素 B_6、维生素 B_{12} 等。其中维生素 B_1 被称为精神性维生素，大量存在于大米、小麦、燕麦、花生等粮食作物以及动物肝、肾脏和大多数蔬菜中，能有效缓解压力，消除抑郁、愤怒、紧张、焦躁等不良情绪，对于神经性皮炎患者大有裨益；维生素 B_2 富含于绿豆、红豆、黑豆、芝麻

（2）宜多吃富含 B 族维生素的食物。B 族维生素主要包括维生素 B_1、维生素 B_2、维生素 B_6、维生素 B_{12} 等。其中维生素 B_1 被称为精神性维生素，大量存在于大米、小麦、燕麦、花生等粮食作物以及动物肝、肾脏和大多数蔬菜中，能有效缓解压力，消除抑郁、愤怒、紧张、焦躁等不良情绪，对于神经性皮炎患者大有裨益；维生素 B_2 富含于绿豆、红豆、黑豆、芝麻等谷类食物以及乳制品、动物肝脏、深绿色蔬菜中，能促进皮肤细胞再生，平衡体内新陈代谢，对于脂溢性皮炎、各种过敏性皮炎都有很好的辅助治疗功效；维生素 B_6 能将蛋白质分解成人体必需的氨基酸来促进酶的作用，从而在体内形成一种能增强皮肤抗过敏能力的抗体，鱼类、动物肝脏以及麦芽、燕麦、大豆、花生、核桃、卷心菜中的维生素 B_6 含量较高；维生素 B_{12} 具有强大的造血和细胞再生功能，可维持皮肤的健康状态，维生素 B_{12} 主要富含于动物性食物中，如动物肝脏、牛肉、猪肉等。

（3）宜多吃富含维生素 C 的食物。维生素 C 有保护皮肤、愈合伤口、抑制炎症、消除压力等作用，能帮助皮炎患者缓解皮损症状。常见的蔬菜和水果中都含有维生素 C，其中以青椒、西红柿、花椰菜、卷心菜、芥蓝、草莓、橘子、樱桃、猕猴桃含量最为丰富。

（4）宜适当补充锌元素。锌是一种维持酶系统和细胞正常运作的矿物质，能够促进胶原蛋白的合成，可保护皮肤、促进伤口愈合，适当补充可预防皮炎发生、缓解皮损症状。锌含量丰富的食物包括肉类、动物肝脏、海产品、乳制品、禽蛋、大豆、全麦制品及各种坚果。

（5）脂溢性皮炎患者饮食治疗的关键在于改变饮食习惯，

等谷类食物以及乳制品、动物肝脏、深绿色蔬菜中,能促进皮肤细胞再生,平衡体内新陈代谢,对于脂溢性皮炎、各种过敏性皮炎都有很好的辅助治疗功效;维生素 B_6 能将蛋白质分解成人体必需的氨基酸来促进酶的作用,从而在体内形成一种能增强皮肤抗过敏能力的抗体,鱼类、动物肝脏以及麦芽、燕麦、大豆、花生、核桃、卷心菜中的维生素 B_6 含量较高;维生素 B_{12} 具有强大的造血和细胞再生功能,可维持皮肤的健康状态,维生素 B_{12} 主要富含于动物性食物中,如动物肝脏、牛肉、猪肉等。

(3)宜多吃富含维生素 C 的食物。维生素 C 有保护皮肤、愈合伤口、抑制炎症、消除压力等作用,能帮助皮炎患者缓解皮损症状。常见的蔬菜和水果中都含有维生素 C,其中以青椒、西红柿、花椰菜、卷心菜、芥蓝、草莓、橘子、樱桃、猕猴桃含量最为丰富。

(4)宜适当补充锌元素。锌是一种维持酶素系统和细胞正常运作的矿物质,能够促进胶原蛋白的合成,可保护皮肤、促进伤口愈合,适当补充可预防皮炎发生、缓解皮损症状。锌含量丰富的食物包括肉类、动物肝脏、海产品、乳制品、禽蛋、大豆、全麦制品及各种坚果。

(5)脂溢性皮炎患者饮食治疗的关键在于改变饮食习惯,其目的是调整消化道功能,保持毛囊皮脂腺口的通畅,使皮脂物质排出顺畅,从而减轻毛囊皮脂腺炎症。因此,饮食要控制脂肪和糖分的摄入量,以免对毛囊皮脂腺造成负担。

(6)神经性皮炎患者饮食宜清淡,以蔬菜和水果为主;宜适当补充碳水化合物,有助于维持脑细胞的正常功能,小麦、大麦、玉米、燕麦、甘蔗、西瓜、香蕉、葡萄、胡萝卜、番薯及各种坚果均是碳水化合物的食物来源。另外，一些具有安神功效的食物，如薏苡仁、芹菜、苹果、红枣、鸡心、牛奶等，也有助于治疗神经性皮炎。

（7）许多类型的皮炎均是由过敏引起的，如特应性皮炎、接触性皮炎、药物性皮炎、物理性皮炎、动物性皮炎等。该类皮炎患者宜食用清淡且富含维生素和植物蛋白质的食物，主要为粗粮、蔬菜和水果，如荞麦、燕麦、胡萝卜、小白菜、高丽菜、青椒、苹果等，可提高身体免疫力，对改善过敏体质有一定帮助。

宜吃的各类食品

（1）薏苡仁：含有丰富的维生素 B_1，具有清热除烦、促进排毒、润肤养颜等功效。特别适宜神经性皮炎患者食用。

（2）黑豆：性平，味甘。具有利水消肿、滋阴补肾、润燥散风、活血解毒等功效。

（3）莲藕：性寒、味甘。具有清热凉血、益血生肌、止血散瘀等功效。适宜气血炽热型皮炎患者食用。

（4）青椒：具有润泽肌肤、保持皮肤弹性、强健体魄等功效。

（5）菠菜：性凉，味甘、辛。具有促进排毒、清洁皮肤、生血强体等功效。适宜脂溢性皮炎患者食用。

（6）生菜：性凉，味甘。具有清热提神、镇痛助眠、促进排毒等功效。适宜神经性皮炎患者食用。

（7）小白菜：性平，味甘。富含维生素 A 和 B 族维生素，具有清热解毒、活血化瘀、消肿散结、预防过敏等功效。适宜过敏性皮炎和接触性皮炎患者食用。

（8）空心菜：性凉、味甘。具有凉血解毒、敛疮消肿、润泽肌肤等功效。适宜气血炽热型皮炎患者食用。

（9）胡萝卜：富含维生素A，具有润泽肌肤、延缓衰老、增强抵抗力等功效。

（10）红薯：性平，味甘。具有补中和血、益气生津、消肿敛疮等功效。红薯中富含丰富的维生素B_6，可预防过敏，适宜过敏性皮炎患者食用。

（11）鸽肉：含有丰富的维生素A、维生素B_2、维生素E，具有补肾益气、养血生肌、润泽肌肤等功效。

（12）猪肝：能提供皮炎患者所需要的维生素A、维生素B_2、维生素C等多种营养元素，是皮炎患者调养和辅助治疗的佳品。

饮食误区与禁忌

（1）忌油腻，少吃高脂肪食物。过量摄入脂肪，或食用油炸、煎熏食物会代谢大量毒素，阻塞毛孔，还可能引起过敏症状，这些都易引发或加重皮炎症状。

（2）忌辛辣和刺激性食物。如辣椒、胡椒、洋葱、生姜、生葱、生蒜、芥末、咖喱、各种酒类、咖啡、可乐、浓茶等。

（3）脂溢性皮炎患者应避免高碘饮食。过度摄入碘可使毛囊角化或堵塞，因此要少吃海带、紫菜等海产品。

（4）由过敏引发皮炎的患者应注意确定过敏原，对可致敏的食物要绝对禁食；过敏原不明确的患者，在食用没有吃过的食物时应谨慎，对于一些容易致敏的食物，如竹笋、菠菜、茄子、大蒜、蘑菇、柑橘、李子、草莓、栗子、白果、核桃、花生酱等，应少量食用。但不要过分、盲目忌口。

（5）日光性皮炎患者不宜食用光敏性的食物。如莴苣、香菜、苋菜、芹菜、油菜、芥菜、萝卜叶、灰菜、雪菜、柑橘、柠檬、芒果等。

调养食谱

1. 调养粥汤

◈ 空心菜瘦肉粥

用料：籼米 100 克，空心菜 150 克，荸荠 50 克，猪瘦肉 50 克，盐、鸡精各适量。

制法：籼米淘洗干净；空心菜择洗干净，切成茸；猪肉洗净，剁成肉末；荸荠去皮洗净，切成碎粒。锅中注水，放入籼米，大火烧沸，煮至将熟时加入肉末、荸荠粒、空心菜茸，入盐、鸡精调味，续煮至米烂肉熟即成。

功效：补中益气，凉血排毒，滋阴补血，滋养皮肤。适宜热毒炽盛的皮炎患者食用。

◈ 胡萝卜泥拌乳酪

用料：胡萝卜 150 克，奶酪 20 克。

制法：胡萝卜煮软捣烂；奶酪制成泥。将奶酪泥与胡萝卜泥搅拌均匀即成。

功效：使肌肤健康，增强免疫力，预防过敏。适宜过敏性皮炎患者食用。乳制品过敏者忌食。

◈ 小白菜汤

　　用料：小白菜 50 克，通心粉 10 克，土豆 10 克，胡萝卜 10 克，油菜心 10 克，刀豆 10 克，盐、鸡精各适量。

　　制法：小白菜洗净切片；土豆、胡萝卜去皮，切小块；油菜心、刀豆洗净；通心粉煮至稍硬备用。锅中注水，放入小白菜稍煮，再下入土豆块、胡萝卜块、通心粉煮至土豆熟烂，放入刀豆、小油菜稍煮，入盐、鸡精调味即成。

　　功效：杀菌解毒，散血消肿，滋润肌肤，预防过敏。适宜过敏性皮炎和接触性皮炎，特别是漆疮患者食用。

◈ 南瓜红枣补血汤

　　用料：南瓜 500 克，红枣 10 克，红糖适量。

　　制法：南瓜去皮去瓤，洗净，切滚刀块；红枣洗净去核。锅中注水，放入南瓜、红枣，调入红糖，用小火煲至南瓜熟烂即成。

　　功效：暖中益气，补脾和胃，滋阴养血，增加皮肤弹性。适宜皮炎患者食用。

◈ 金针瓜络蚌肉汤

　　用料：蚌肉 30 克，金针菜 15 克，丝瓜络 10 克，盐适量。

　　制法：蚌肉去杂洗净；金针菜、丝瓜络洗净。锅中注水，放入蚌肉、金针菜、丝瓜络，以小火煎煮至熟，入盐调味即成。

　　功效：补气滋阴，清热通络。适宜神经性皮炎患者食用。

◈ 黑豆莲藕鸡汤

　　用料：母鸡 1000 克，莲藕 500 克，黑豆 15 克，红枣 12 克，盐、鸡精、白胡椒粉、葱、姜、料酒各适量。

制法：母鸡去脏洗净；莲藕去皮洗净，切块；红枣去核洗净；葱切段，姜切片；黑豆浸泡洗净，干炒至豆皮裂开后洗去浮皮，沥干备用。锅中注水烧沸，兑入料酒，放入母鸡略煮去腥，捞出洗净；锅中再注水烧沸，放入母鸡，加莲藕、葱段、姜片、黑豆、红枣，调入盐、鸡精、白胡椒粉，用大火煮沸后，改小火炖（1）5小时即成。

功效：滋阴润燥，活血解毒。适宜气血两虚型皮炎患者食用。

◈ **萝卜煲鸭肾汤**

用料：白萝卜500克，鸭肾200克，干贝25克，陈皮、姜各适量。

制法：白萝卜去皮洗净，切大块；陈皮浸软，去瓤，洗净；干贝洗净，浸泡1小时；姜洗净切片；鸭肾洗净，用盐搓擦，再次洗净后放入沸水中煮五分钟，沥干备用。锅中注水，放入陈皮煮沸后，加入鸭肾、干贝、姜片，改小火煲3小时，入盐调味即成。

功效：清热生津，健胃下气，消炎解毒。适宜脂溢性皮炎伴有食欲不振症状患者食用。脾虚泄泻者不宜多食。

2. 调养菜谱

◈ **菠菜拌猪肝**

用料：菠菜100克，猪肝250克，香菜5克，虾米5克，酱油、醋、鸡精、香油适量。

制法:菠菜洗净切段,略焯后沥干;香菜择洗干净,切段;猪肝洗净,切薄片,氽熟后晾凉沥干。菠菜、猪肝、香菜、虾米放入盘中,加入酱油、醋、香油、鸡精拌匀即成。

功效:敛阴润燥,养血生肌,排毒护肤。适宜脂溢性皮炎患者食用。

◈ 芹菜豆腐干

用料:芹菜150克,豆腐干200克,盐、鸡精、植物油各适量。

制法:芹菜择洗干净,切长条;豆腐干切条。锅内注油烧热,放入芹菜、豆腐干翻炒,加盐、鸡精调味即成。

功效:安神镇静,利尿消肿,增强体质。适宜神经性皮炎患者食用。

◈ 翡翠莲藕片

用料:莲藕300克,青椒250克,蚕豆50克,盐、鸡精、姜、香油、炼制猪油、淀粉各适量。

制法:莲藕去皮去节,洗净,切片;青椒去蒂去籽,洗净,切粗丝;蚕豆略焯;姜洗净切片。锅置火上烧热,入姜片稍煸,放入藕片翻炒,在放入青椒丝、蚕豆炒至青椒呈暗绿色时,加入盐、鸡精、湿淀粉、猪油炒匀后,淋入香油即成。

功效:清热凉血,止血散瘀,润泽肌肤。适宜气血炽热型皮炎患者食用。

◈ 榨菜肉茸薯粒

用料:红薯240克,猪瘦肉150克,榨菜60克,蒜、盐、白糖、酱油、淀粉、植物油各适量。

制法：红薯去皮洗净，切小粒；蒜切茸；猪瘦肉洗净，剁碎成肉茸，加入盐、白糖、酱油、淀粉拌匀备用。锅中注油烧至五成热，放入红薯粒，炸至皮紧沥油捞出。原锅内留少许底油，入蒜茸、榨菜粒爆香，下猪肉茸炒透至熟后，薯粒回锅翻匀即成。

功效：滋阴润燥，养血补气，预防过敏。适宜气虚血亏的过敏性皮炎患者食用。

◈ 芥蓝鸡肝炒鸽片

用料：鸽肉 125 克，鸡肝、芥蓝各 350 克，鸡蛋清 10 克，姜、盐、黄酒、胡椒粉、香油、炼制猪油、淀粉各适量。

制法：鸡肝切厚片，略余后洗净；鸽肉洗净，切薄片，加入蛋清、湿淀粉拌匀；芥蓝洗净；姜洗净切片；胡椒粉、香油、淀粉加适量清水调成芡汁备用。原锅注油烧热，放入芥蓝，加盐炒至八成熟捞出；锅中重新注油烧热，滑入鸽肉片、鸡肝片炒熟后捞起；将油倒出，放入姜片、芥蓝、鸽肉片、鸡肝片，倒入黄酒、芡汁炒匀即成。

功效：解毒祛风，补肝养血，敛疮润肤。适宜皮炎患者食用。

◈ 冬菇马蹄苋菜豆腐羹

用料：豆腐 100 克，苋菜 320 克，荸荠 50 克，冬菇 30 克，盐、鸡精、胡椒粉、淀粉、香油各适量。

制法：苋菜洗净，切条；豆腐切块；冬菇，荸荠切小粒。锅中注水烧沸，加盐、鸡精、胡椒粉，放入豆腐、冬菇、荸荠煮

1分钟,再放入苋菜,勾芡后淋入香油即成。

功效:凉血祛湿,消炎抑菌,排毒养颜,促进代谢,增强体质。适宜热毒湿蕴型皮炎患者食用。日光性皮炎患者及菌类过敏者忌食。

◼ 牛奶马铃薯焖猪肉

用料:五花肉600克,马铃薯300克,牛奶200克,洋葱100克,胡萝卜60克,芹菜50克,月桂叶5克,淀粉、盐、胡椒粉各适量。

制法:五花肉洗净切块;洋葱洗净切条;马铃薯、胡萝卜去皮切块;芹菜洗净切段。锅中注水烧沸,放入五花肉,加盐、月桂叶、芹菜段后,加盖以小火焖约1小时,取出月桂叶,放入马铃薯块、胡萝卜块、洋葱,加盖继续焖至马铃薯熟烂后,加入牛奶、盐、胡椒粉调味,勾芡即成。

功效:滋阴润燥,杀菌消炎,利水消肿,静心安神,保护皮肤。适宜皮炎患者食用。乳制品过敏及日光性皮炎患者忌食。

3. 调养药膳

◼ 白芷茯苓薏苡仁粥

用料:薏苡仁50克,茯苓30克,白芷、陈皮各10克,盐适量。

制法:薏苡仁淘洗干净,浸泡半小时;白芷、茯苓、陈皮洗净。锅中注水,放入白芷、茯苓、陈皮,以大火煮半小时后去渣留汁,放入薏苡仁,以小火煮至粥成,入盐调味即成。

功效:清热除烦,细腻肌肤,宁心安神。适宜神经性皮炎患者食用。

◈ 益母草大豆羹

用料：益母草 250 克，大豆 100 克，盐、鸡精、葱、花生油各适量。

制法：益母草择洗干净，略焯后挤干，切段；黄豆泡发，去杂洗净，研末；葱洗净切葱花。锅中注油烧热，下葱花煸香，放入益母草，加盐炒至入味盛出；锅中留底油烧热，放入黄豆末、益母草，加适量清水煮沸后，调入盐、鸡精即成。

功效：活血祛瘀，消肿解毒，护肤养颜，增强体质。适宜皮损瘀肿不退的皮炎患者食用。

◈ 鱼腥豆带汤

用料：绿豆 30 克，海带 20 克，鱼腥草 15 克，白糖适量。

制法：绿豆去杂洗净；海带，鱼腥草洗净。锅中注水，放入绿豆、海带、鱼腥草以小火煲半小时，取出鱼腥草，调入白糖即成。

功效：清热解毒，排脓消肿。适宜皮炎患者食用。脂溢性皮炎患者不宜多食。

◈ 小麦黑豆夜交藤汤

用料：小麦 60 克，黑豆 30 克，夜交藤 15 克。

制法：黑豆淘洗干净；小麦、夜交藤洗净。锅中注水烧沸，放入小麦、黑豆、夜交藤后改小火煎煮 1 小时即成。

功效：润燥祛风，活血解毒，养心安神。适宜神经性皮炎患者食用。

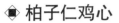

◈ **柏子仁鸡心**

用料:鸡心 150 克,柏子仁 15 克,盐、白糖、鸡精、胡椒粉、葱、姜、蒜、香油、料酒、胡椒粉、食用油各适量。

制法:鸡心纵剖成两半,洗净,内面划交叉花刀;柏子仁用小火炒熟;葱、蒜切末,姜切片;盐、鸡精、白糖、胡椒粉兑入少许清水成汁备用。锅中注油烧热,倒入鸡心煸至鸡心卷起,沥油捞出;锅中留少许底油,入姜片爆香,下入鸡心翻炒,倒入调味汁,加入葱末、蒜末、柏子仁炒匀,淋入香油即成。

功效:补心益气,养心安神。适宜心血不足的神经性皮炎患者食用。

◈ **生地豆腐汤**

用料:豆腐 250 克,生菜 640 克,生地 20 克,盐适量。

制法:生菜洗净切段;豆腐洗净,切小块;生地洗净。锅中注水烧沸,放入生菜、豆腐块、生地,继续煲滚片刻,入盐调味即成。

功效:清热排毒、养血补虚、细腻肌肤、养心安神。适宜内热心燥的神经性皮炎患者食用。

◈ **怀杞玉竹牛肝汤**

用料:牛肝 160 克,怀山药 20 克,枸杞子 20 克,玉竹 20 克,盐、姜各适量。

制法:牛肝略汆,洗净切片;怀山药、枸杞子和玉竹分别洗净;姜洗净切片。锅中注水烧沸,放入牛肝、怀山药、枸杞子、玉竹、姜片,改中火煲 3 小时,入盐调味即成。

功效:解毒消肿,滋阴补气,预防过敏。适宜过敏性皮炎患者食用。

◈ 羊肾黑豆杜仲汤

用料:羊肾 100 克,黑豆 50 克,杜仲 15 克,石菖蒲 10 克,姜 10 克。

制法:羊肾剖开洗净,用开水浸泡;黑豆、杜仲、石菖蒲洗净;姜洗净切片。锅中注水,放入黑豆、杜仲、生姜片、石菖蒲煮 30 分钟后,放入羊肾,以小火炖熟即成。

功效:润燥祛风,补肾益气,解毒杀菌,活血消肿。适宜脂溢性皮炎患者食用。

◈ 大蒜白及煮鲤鱼

用料:鲤鱼 250 克,大蒜 3 头,白及 15 克。

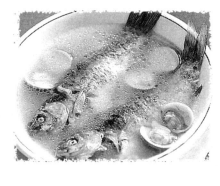

制法:鲤鱼去鳞去杂,洗净;大蒜、白及洗净。锅中注水,放入鲤鱼,加入大蒜、白及一同煮至鱼肉熟烂即成。

功效:解毒消肿,止血生肌。适宜皮炎患者食用。

4. 实用偏方

◈ 蜜制鹌鹑蛋

用料:鹌鹑蛋 2 个,蜂蜜适量。

制法:将鹌鹑蛋打入蜂蜜中同炖,每日清晨空腹食用即可。

功效：消炎祛毒，滋润皮肤，预防过敏。适宜过敏性皮炎患者食用，尤其适宜儿童食用。

◈ 双薯饮

用料：红薯 100 克，马铃薯 80 克，青葱 2 克。

制法：红薯、马铃薯去皮，切小丁；青葱洗净切末。锅内注水烧沸，放入红薯块、马铃薯块煮 20 分钟至熟，盛出后撒入青葱末即成。

功效：调中益气，活血消肿，消毒敛疮，预防过敏。适宜过敏性皮炎患者食用。

◈ 苹果生菜酸奶汁

用料：苹果 200 克，生菜 50 克，柠檬 15 克，酸奶 150 毫升，蜂蜜适量。

制法：苹果去皮去核，切小块；柠檬去皮，切块；生菜洗净切片。将苹果块、生菜片、柠檬块放入榨汁机中榨取汁液，滤去渣滓，加入酸奶、蜂蜜拌匀即成。

功效：清热解毒，养颜祛斑，静心安神，强身健体。适宜神经性皮炎患者食用。

◈ 丝瓜方

用料：丝瓜叶 100 克。

制法：丝瓜叶洗净，捣烂成泥，外涂于患处，揉搓至皮肤发红，隐隐见出血为止，隔日涂 1 次，7 日为 1 个疗程。

功效：清热解毒。可治疗神经性皮炎。